JN070825

内分泌のふしぎがみるみるわかる！

栄養療法に
すぐ活かせる
イラスト
ホルモン入門

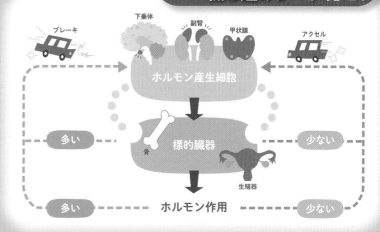

GIP 分泌

十二指腸

結腸　小腸　胃

新古賀病院副院長・糖尿病センター長
川﨑英二 編

ホルモンの全身作用がわかる
綴じ込みシート 付き！

ブレーキ　下垂体　副腎　甲状腺　アクセル

ホルモン産生細胞

多い　標的臓器　少ない

骨　生殖器

多い　ホルモン作用　少ない

MC メディカ出版

はじめに

　私たちの体は、数にして約37兆個、種類にして約200～300種類の細胞からできているといわれており、一つひとつの細胞には、さまざまな環境の変化に対応して体内環境を一定に保って生存を維持するホメオスタシスが備わっています。ホメオスタシスによって私たちの健康が維持されるためには、体のなかのそれぞれの器官が協調してはたらく必要があり、そこにはホルモンが重要なはたらきをしています。

　臨床の現場で、みなさんが患者に接する際に、患者の体のなかで起こっている病態を理解して、治療や指導にあたることは、適切な栄養管理を実践するうえでとても重要です。それぞれのホルモンが体のなかでどのようなはたらきをもっているのか、あるいは過剰状態や欠乏状態になった場合にどんな症状や病気が現れるのかといった知識は、臨床栄養に欠かせません。

　本書は、メディカ出版の医療・栄養専門誌『Nutrition Care』に3年間にわたって計32回連載された「イラストで学ぶ　栄養にかかわるホルモンよくわかる講座」に、加筆・修正を加えて単行本化したものです。最初にホルモンの歴史と分類を総論的に紹介し、33種類のホルモンを6つのカテゴリーに分類して、その特徴、体内での役割、過剰時の問題、不足時の問題について、イラストを用いてわかりやすく解説していますので、最初から読んでも、あるいは必要な部分だけ読んでもすぐに臨床栄養に活かすことができます。本書が管理栄養士・栄養士の方々ばかりでなく、臨床栄養に関与する医師・歯科医師、薬剤師、看護師、臨床検査技師、理学療法士、作業療法士、言語聴覚士の方々や、それらを目指す学生のみなさんに役立つ臨床栄養の指南書となることを願っております。

　最後に連載にご協力いただいた新古賀病院糖尿病・内分泌内科ならびに栄養管理課のみなさま、編集部の西川雅子さん、奥村弥一さんに深く感謝いたします。

2019年12月

新古賀病院副院長・糖尿病センター長

川﨑英二

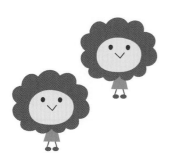

CONTENTS

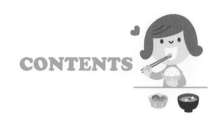

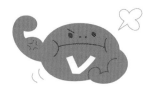
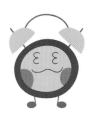
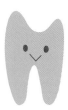

執筆者一覧

編　集　**川﨑英二**　かわさき・えいじ……新古賀病院副院長・糖尿病センター長

執　筆　**川﨑英二**　かわさき・えいじ……新古賀病院副院長・糖尿病センター長
……第**1**章／第**2**章／第**3**章／第**4**章／第**5**章／第**6**章／第**7**章

伊藤真理　いとう・まり……古賀病院21 栄養管理課管理栄養士
……第**4**章-3／第**6**章-1／第**7**章-2・3

相良陽子　さがら・ようこ……新古賀病院糖尿病・内分泌内科
……第**4**章-2・10／第**7**章-1

作間理恵子　さくま・りえこ……古賀病院21 栄養管理課管理栄養士
……第**4**章-4／第**6**章-2／第**7**章-5・6

玉井秀一　たまい・ひでかず……新古賀病院糖尿病・内分泌内科
……第**4**章-6／第**5**章-1・2

近本直子　ちかもと・なおこ……前・新古賀病院栄養管理課管理栄養士
……第**2**章-4／第**3**章-3／第**4**章-9

當時久保正之　とじくぼ・まさゆき……前・新古賀病院糖尿病・内分泌内科
……第**2**章-3／第**3**章-2／第**4**章-8

中嶋綾子　なかしま・りょうこ……新古賀病院栄養管理課管理栄養士
……第**3**章-4／第**4**章-1・5

中野優子　なかの・ゆうこ……新古賀病院糖尿病・内分泌内科
……第**2**章-1／第**5**章-4／第**6**章-3

平山貴恵　ひらやま・きえ……新古賀病院栄養管理課管理栄養士
……第**2**章-2／第**3**章-1／第**4**章-7／第**7**章-7

第1章

ホルモンとは

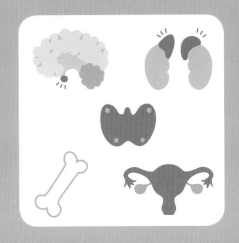

1 内分泌の不思議：ホルモン

1 ホルモンとは

　人間はさまざまな環境の変化に対応して体内環境を一定に保ち、生存を維持するはたらきをもっています。これを**恒常性（ホメオスタシス）**といいます。たとえば、生体はつねにエネルギーを消耗し、体を構成している成分を分解する一方、エネルギーを産生し、体の成分の修復や合成を行い平衡状態を保とうとしているわけです。このような恒常性の維持のためには、体のなかのそれぞれの器官が協調してはたらく必要があります。それらは自律神経系、内分泌系、免疫系の3つのシステムによって調整されていることが知られています。

　ホルモン（hormone）は、内分泌系において細胞間の情報伝達を担っている物質で、20世紀はじめに消化管ホルモンのセクレチンを発見した英国の生理学者アーネスト・スターリングによって命名されました。「刺激する」あるいは「興奮させる」という意味のギリシャ語 hormaein

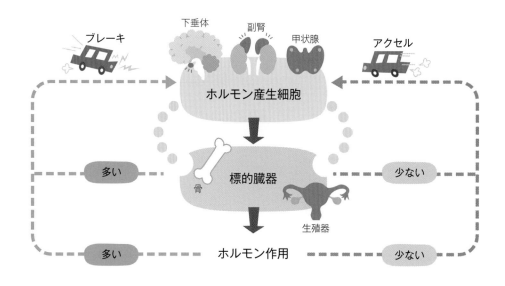

図1｜ホルモンの作用とフィードバック調節

に由来しています。

この発見により、「生体機能は神経によりすべて支配されている」という従来の考えかたが覆され、「血中を流れて伝達する物質（ホルモン）がある」という新しい概念が生まれたとされています。

2 アクセルとブレーキにより調節されるホルモン

ホルモンは、ホルモン産生細胞（下垂体、甲状腺、副腎など）でつくられ、ほとんどの場合は近くにある血管に直接分泌され、血液に乗って全身に配られます。そして血液中に流れているホルモンは、そのホルモンを結合できる受容体（レセプター）をもつ標的臓器にはたらきかけ、おのおののホルモン作用を発揮します。

ホルモンが過剰になったり不足したりすると、ホルモン作用の調節が狂ってしまい、ホルモン産生細胞の機能低下症や機能亢進症など、さまざまな病気をひき起こします。そのため、体におけるホルモン作用が過剰になると、ホルモン産生細胞からのホルモン産生にブレーキをかけます。そして、逆にホルモンの作用が低下すると、ホルモン産生細胞のアクセルを踏んでホルモンをつくるように促します。ホルモンはとても少ない量で作用を発揮できるため、このようなフィードバック調節によって、適正量を維持するしくみが備わっています（図1）。

ホルモンの ミニ知識

ホルモンよもやま話

ホルモンという言葉は、ご存じのようにホルモン料理にも使われます。この場合のホルモンは「もつ」という食肉業者や料理人の間で使われていた隠語で表されることもあります。こちらのホルモンの由来は2説あります。一つは「滋養料理」という意味で、栄養豊富な内臓を食べるとホルモン分泌を促進し活力がつき、精力も増強するということに由来しているといわれています。もう一つの説は、昔、食べることなく毎日捨てられていたホルモン（もつ）をある大阪の洋食店の店主が「これも料理に使えないか」と、内臓を使った料理を考案し、もともとは捨てていたものなので「放るもん→ほるもん→ホルモン」と変化したというものです。しかし、後者はやや信憑性に欠けるようです。ホルモン（もつ）は栄養学的に、低エネルギー低脂肪でビタミン、ミネラルが豊富なため、最近では女性に人気があります。

ホルモンと栄養

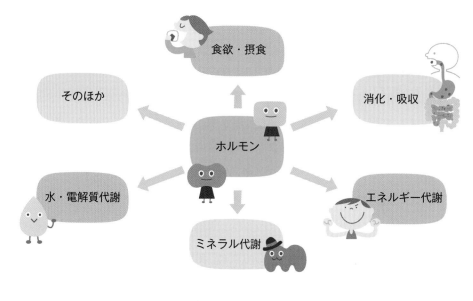

図2 | ホルモンと栄養

3 ホルモンと栄養

　栄養にかかわるホルモンは、①食欲・摂食、②消化・吸収、③エネルギー代謝、④ミネラル代謝、⑤水・電解質代謝、⑥そのほかの6つのカテゴリーに分類できます（図2）。これらはおもに内分泌腺と呼ばれる下垂体、甲状腺、副腎、副甲状腺、膵ランゲルハンス島、性腺（卵巣、精巣）でつくられますが、最近、消化管や心臓、筋肉、脂肪組織、肝臓、腎臓などでもホルモンがつくられていることが新たにわかり、栄養にかかわるホルモンの数が増えてきています。

　病気の症状や検査所見を読み解いたり、栄養指導や献立作成の際にも、これらホルモンの体内での役割を理解しておくととても役に立ちます。

■川﨑英二

2 ホルモンの分類

1 ホルモンの構造による分類

　ホルモンは、そのつくられかたによって、①**ペプチドホルモン**、②**ステロイドホルモン**、③**ア
ミノホルモン**（**アミノ酸誘導体**）の3種類に分類されます。このうちもっとも数が多いのはペプ
チドホルモンです。

1 ペプチドホルモン

　たんぱく質のもとになるアミノ酸がつながってできているホルモンで、バソプレシンやオキシ
トシンのように10個以下のアミノ酸からなるものや、アディポネクチン、プロラクチン、成長
ホルモンのように100個以上のアミノ酸がつながってできているものもあります。それぞれのホ
ルモンは、細胞の核に収納されている**遺伝子**という設計図（**DNA配列**）がコピーされて、**メッ
センジャーRNA**となり（**転写**）、そのメッセンジャーRNAの塩基配列を青写真として**トランス
ファーRNA**がアミノ酸を連れてきてつないでいきます（図1）。つまり、ペプチドホルモンの出

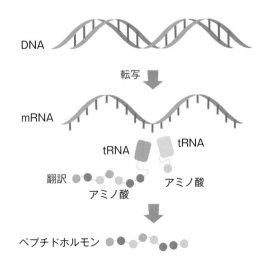

図1 ペプチドホルモンのつくられかた

ステロイドホルモンのつくられかた

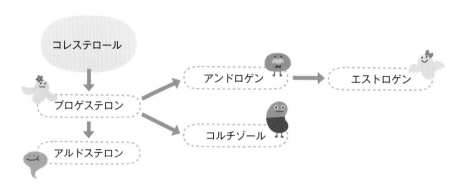

図2 ステロイドホルモンのつくられかた

アミノホルモンのつくられかた

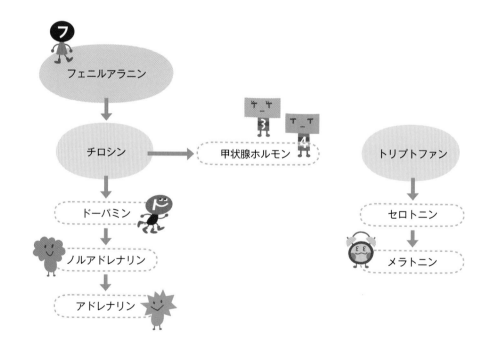

図3 アミノホルモンのつくられかた

水溶性ホルモンと脂溶性ホルモンのちがい

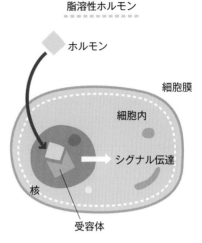

水溶性ホルモン

受容体　ホルモン

細胞膜

シグナル伝達

核

水溶性ホルモンは自ら細胞内へ入ることは
できないため、細胞表面の受容体に結合し
て情報を伝達する。

脂溶性ホルモン

ホルモン

細胞膜

細胞内

シグナル伝達

核

受容体

脂溶性ホルモンは自ら細胞内へ入ること
ができるため、細胞内に受容体が存在する。

図4　水溶性ホルモンと脂溶性ホルモンのちがい

発点は、DNA（遺伝子）ということになります。

② ステロイドホルモン

　ステロイドホルモンには、コルチゾール、アルドステロン、エストロゲン、プロゲステロンな
どがありますが、これらはすべて**コレステロール**を出発点として、副腎皮質、精巣・卵巣と胎盤
でつくられます。コレステロールから、これらの臓器で酵素などのはたらきによってステロイド
ホルモンがつくられます（図2）。

③ アミノホルモン

　アミノホルモン（アミノ酸誘導体）には、甲状腺ホルモン、アドレナリン、ノルアドレナリン、
メラトニンなどがありますが、これらはすべて**アミノ酸**を出発点としてつくられるホルモンです。
甲状腺ホルモンはチロシンからつくられ、アドレナリンやノルアドレナリンはフェニルアラニン
から、**メラトニン**はトリプトファンからつくられます（図3）。

2 水への溶けやすさによる分類

　ホルモンには、水（血液）に溶けやすいホルモン（**水溶性ホルモン、親水性ホルモン**）と、溶けにくいホルモン（**脂溶性ホルモン、疎水性ホルモン**）があり、このような水への溶けやすさによっても分類することができます。

　水溶性ホルモンには、ペプチドホルモンやカテコールアミン（アドレナリン、ノルアドレナリン）などがあり、脂溶性ホルモンには、ステロイドホルモンと甲状腺ホルモンがあります。水への溶けやすさは、ホルモンが標的細胞にはたらく際に、大きな違いを生じます。それは細胞膜が脂質でできていることに関係しています。水溶性ホルモンは脂質でできている細胞膜を通って、自ら細胞のなかに入ることができませんので、細胞表面にある受容体に結合して細胞内に情報を伝達します。しかし、脂溶性ホルモンは細胞膜を通過できるため、ホルモン自体が細胞内へ侵入し、情報を伝えることができるので、細胞表面にはこれらホルモンの受容体はなく、細胞のなか（細胞質や核）にホルモンが結合する受容体が存在しています（図4）。

■川﨑英二

第**2**章

食欲・摂食

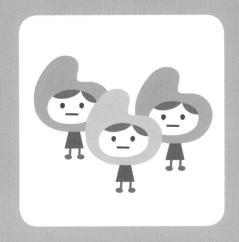

1 レプチン

1 レプチンの特徴

　脂肪細胞はエネルギー源として脂質を蓄えるだけではなく、さまざまな生理活性物質を放出しており、それらは**アディポサイトカイン**と総称されています。アディポサイトカインは脳、肝臓、筋肉などに影響をおよぼして、摂食やエネルギー消費、インスリン感受性を調節し、肥満やメタボリックシンドロームの発症に中心的な役割を果たしていると考えられています[1]。アディポサイトカインはこれまでにたくさん発見されていますが、その一つである**レプチン**は、1994年に遺伝性肥満動物（ob/ob マウス）の病因遺伝子としてみつかり、ギリシャ語で「痩せる」を意味するレプトス（leptos）にちなんで名づけられました。

　レプチンは、脂肪細胞でレプチン前駆体がまずつくられ、血液中に分泌されます。そのあと、

視床下部におけるレプチンのはたらき

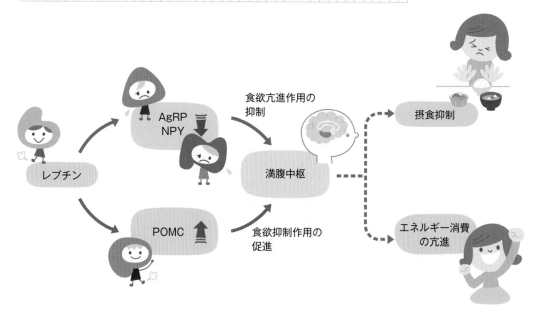

図1 ｜ 視床下部におけるレプチンのはたらき

血液中で 21 個のアミノ酸からなるシグナルペプチドが除かれた成熟型レプチンとなり、おもに脳に存在しているレプチン受容体に結合して作用を発揮します[2]。

2 レプチンの体内でのはたらき

レプチン受容体は脳のさまざまな領域に分布していますが、とくに視床下部の弓状核に豊富に発現しています。この領域には満腹中枢があり、ニューロペプチド Y（neuropeptide Y；NPY）とアグーチ関連ペプチド（Agouti-related peptide；AgRP）と呼ばれる食欲を亢進させるペプチドが発現しています。レプチンは受容体の鍵穴に結合することで、NPY と AgRP の放出を妨げて食欲を抑制します。このようにレプチンは食欲を抑えるはたらきをもっていますが、さらにレプチン受容体を発現している神経細胞がつくるプロオピオメラノコルチン（proopiomelanocortin；POMC）という物質を分解して α-メラニン細胞刺激因子（α-melanocyte-stimulating hormone；α-MSH）に変換することで、食欲抑制回路を活性化し食物摂取を抑え、エネルギー消費を亢進させるはたらきもあります（図1）[3]。

レプチン受容体は血管内皮細胞や血管平滑筋にも発現しており[1]、動脈硬化の発症や進行にもかかわっていると考えられています[4,5]。ほかにも、交感神経を刺激するはたらきがあり、エネルギー消費を亢進させ肥満の進展を抑制します[1]。レプチンを過剰発現するマウスでは、交感神経の緊張により血圧上昇を認めました[8]。ヒトにおいても、高血圧患者では健常人と比較して血中レプチン濃度が高く、血中レプチン濃度と血圧が相関することが報告されています[9]。

ホルモンの ミニ知識

睡眠不足は太りやすい!?

睡眠時間が短いと、脂肪細胞からのレプチン分泌量が低下し、逆に胃壁細胞から分泌される食欲亢進ホルモンのグレリンが増加します[6]。そのため、平均睡眠時間が 4 時間以下の人は 7 時間の人と比べて 73%、5 時間の人は 50%、6 時間の人は 23%、肥満になる確率が高いことが報告されています[7]。夜更かしをやめて睡眠時間を確保し、肥満予防に努めましょう。

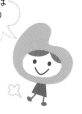

肥満予防には
たっぷりの
睡眠を！

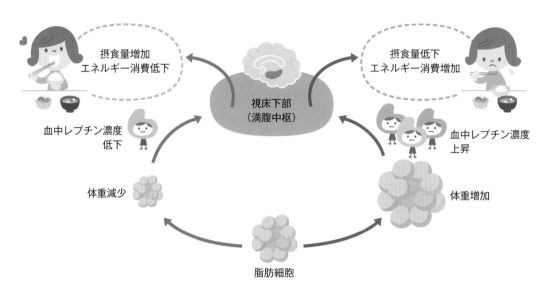

体重の変化による摂食量とエネルギー消費の調節

摂食量増加
エネルギー消費低下

摂食量低下
エネルギー消費増加

血中レプチン濃度
低下

視床下部
（満腹中枢）

血中レプチン濃度
上昇

体重減少

体重増加

脂肪細胞

図2 | **体重の変化による摂食量とエネルギー消費の調節**

3 レプチンの過不足

　レプチンは強力な食欲抑制やエネルギー消費の亢進をもたらすため、その作用が低下すると肥満を助長しやすくなります（図2）。レプチン遺伝子異常症、レプチン受容体遺伝子異常症が、著しい肥満症を呈する家系に発見されています[10]。また、先天的にレプチンが欠損している患者では過食、肥満に加えて糖代謝異常や免疫異常がみられますが、これらの異常はレプチンを投与すると改善します[11, 12]。さらに、脂肪萎縮性糖尿病患者にレプチンを投与すると、インスリン抵抗性、糖尿病、脂肪肝、高中性脂肪血症が劇的に改善することが報告されています[13]。

　一方、レプチンの血中濃度は、ほとんどの肥満者において体脂肪量に比例して上昇しており、一般的に肥満者はレプチンが効きにくいレプチン抵抗性の状態にあると考えられています[10]。

◆引用・参考文献
1)　佐藤哲子ほか. 話題のホルモン・受容体・酵素：最近の知見から：レプチン，アディポネクチン．Heart View. 13 (12)，2009，83-91.
2)　Zhang, Y. et al. Positional cloning of the mouse obese gene and its human homologue. Nature. 372 (6505)，1994，425-32.
3)　Berg, JM. et al. "代謝の統合：カロリー摂取の恒常性には、脳が重要な役割を果たしている". ストライヤー生化学．第

7 版. 入村達郎ほか監訳. 東京, 東京化学同人, 2013, 741-4.

4) Stephenson, K. et al. Neointimal formation after endovascular arterial injury is markedly attenuated in db/db mice. Arterioscler. Thromb. Vasc. Biol. 23 (11), 2003, 2027-33.

5) Schäfer, K. et al. Leptin promotes vascular remodeling and neointimal growth in mice. Arterioscler. Thromb. Vasc. Biol. 24 (1), 2003, 112-7.

6) Taheri, S. et al. Short sleep duration is associated with reduced leptin, elevated ghrelin, and increased body mass index. PLoS. Med. 1 (3), 2004, 210-7.

7) Gangwisch, JE. et al. Inadequate sleep as a risk factor for obesity : analyses of the NHANES I. SLEEP. 28 (10), 2005, 1289-96.

8) Aizawa-Abe, M. et al. Pathophysiological role of leptin in obesity-related hypertension. J. Clin. Invest. 105 (9), 2000, 1243-52.

9) Stefanyk, LE. et al. The interaction between adipokines, diet and exercise on muscle insulin sensitivity. Curr. Opin. Clin. Nutr. Metab. Care. 13 (3), 2010, 255-9.

10) 中尾一和. "肥満の分子機構：レプチンを中心に". 肥満の科学：第124回日本医学会シンポジウム記録集. 日本医学会, 2003, 36-43.

11) Farooqi, IS. et al. Effects of recombinant leptin therapy in a child with congenital leptin deficiency. N. Engl. J. Med. 341 (21), 1999, 879-84.

12) Farooqi, IS. et al. Beneficial effects of leptin on obesity, T cell hyporesponsiveness, and neuroendocrine/metabolic dysfunction of human congenital leptin deficiency. J. Clin. Invest. 110 (8), 2002, 1093-103.

13) Oral, EA. et al. Leptin-replacement therapy for lipodystrophy. N. Engl. J. Med. 346 (8), 2002, 570-8.

■中野優子・川﨑英二

2 グレリン

1 グレリンの特徴

　グレリンは、1999年に国立循環器病研究センターの研究者が、新たな成長ホルモン分泌促進物質として発見したホルモンです。英語の"grow（成長）"に相当するインド・ヨーロッパ基語の"ghre"にちなんで、グレリン（ghrelin）と名づけられました。グレリンは28個のアミノ酸からなるペプチドホルモンで、3番目のアミノ酸（セリン）に炭素数8個の脂肪酸であるn-オクタン酸がぶら下がっており、この脂肪酸がないとホルモン作用を発揮できないという特徴があります。

　グレリンはその90％が胃の内分泌細胞でつくられ、とくに胃酸を分泌する胃体部から分泌され

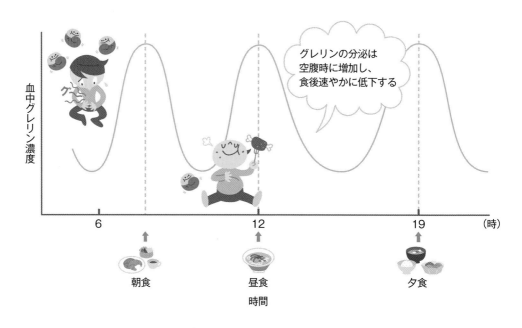

図1　血中グレリン濃度の日内変動

ます。そのほか、視床下部、十二指腸、大腸、膵臓、胎盤、腎臓、甲状腺、心血管系などでもつくられることが知られています。グレリンは食前にもっとも分泌され、食後速やかに低下するという日内変動がみられます。夜間ふたたびピークを迎えた後ふたたび低下し、早朝に最低値となり、起床とともにふたたび上昇、食事前に再上昇する……というように、空腹時に増える「空腹ホルモン」です[1]。高エネルギー食であるほど食後の血中グレリン濃度は減り[2]、脂質やたんぱく質よりもとくに炭水化物による抑制効果が強いといわれています（図1）[3]。

2 グレリンの体内でのはたらき

多くの摂食調整ホルモンのなかで、レプチンは食欲を抑制するホルモンですが、グレリンは唯一、末梢組織から分泌される食欲亢進ホルモンです。グレリンの受容体は脳の下垂体、視床下部（弓状核）や副腎、脊髄に豊富に発現しており、胃や小腸、大腸、心筋、膵臓、甲状腺などにもあります。胃から分泌されたグレリンは胃の受容体から迷走神経を伝わって脳へ伝達され、下垂体からの成長ホルモン分泌を亢進させたり、食欲に関係する視床下部の NPY/AgRP 細胞を活性化して、ニューロペプチド Y（neuropeptide Y；NPY）とアグーチ関連ペプチド（Agouti-related peptide；AgRP）を増やし、食欲を亢進させます。グレリンの分泌は空腹時に刺激され、血糖値の上昇に伴って抑制されます。

グレリンはほかにも、心血管系の保護作用（血圧コントロール、心拍出量増加作用）[6]、胃酸分

ホルモンの ミニ知識

睡眠不足が肥満の原因に !?

健康成人男性 1,024 名を対象に、睡眠時間と食欲に関するホルモンの関連を調べた調査によると、睡眠時間が短くなるほど食欲抑制ホルモンであるレプチンの分泌が低下し、食欲増進ホルモンであるグレリンの分泌が増えることが示されました[4]。また別の研究で、健康な 20 歳代男性 12 名を対象に、4 時間睡眠を 2 日間行った群と 10 時間睡眠を 2 日間行った群を比較したところ、4 時間睡眠の群のほうがレプチンが低下しグレリンが増加しており、さらには菓子（ケーキ、クッキー、アイスクリーム）や塩味のある食品（ポテトチップス、ナッツ）、炭水化物食品（パン、パスタ）を欲するという傾向がみられました[5]。睡眠をしっかりとることが、肥満の特効薬 !? かもしれませんね。

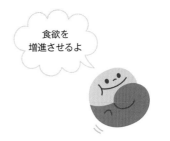

食欲を
増進させるよ

グレリンの体内でのはたらき

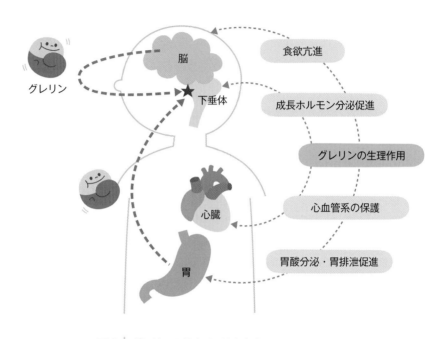

図2　グレリンの体内でのはたらき

泌促進・胃排泄促進作用[7]、抗炎症作用[8]、廃用性筋萎縮抑制作用[9] など、さまざまなホルモン作用を発揮しています（図2）。

3　グレリンの過不足

　グレリンはエネルギー代謝に重要な役割を果たしており、全体としてエネルギーを蓄える方向に作用すると考えられます。よって、グレリンが体内で減少したり産生が抑制されるような状況においては、食欲低下、摂取エネルギーの低下、体重減少などがみられます。

　血中グレリン濃度は BMI に反比例し、痩せている人では高く、肥満者では低いことがわかっています。神経性食思不振症患者では、健常人に比べ血中グレリン濃度が 2 〜 10 倍高く、その重症度と血中グレリン濃度も相関しています。神経性食思不振症患者に対しグレリンを投与したところ、消化管蠕動運動の亢進、腹部膨満感や便秘の改善、空腹感の増強が認められ、さらに一部の患者には体重増加が認められたと報告されています[10]。

また、胃全摘患者は、血中グレリン濃度が術前の約２分の１〜３分の１に減少することがわかっています[11]。術後、血中グレリン濃度は徐々に回復しますが、術前の７〜８割程度にしかなりません。胃全摘患者にグレリンを投与すると、食欲や食事摂取量を増加させ、術後体重減少を抑制することが報告されています[12]。また、漢方薬の六君子湯（リックンシトウ）がグレリンの分泌促進とグレリン受容体の活性増加を導き、食欲をアップさせることも知られています。このようにグレリンの多彩なホルモン作用が徐々に明らかにされており、新たな治療薬としての有用性が期待されています。

◆引用・参考文献

1) Cummings, DE. et al. Plasma ghrelin levels after diet-induced weight loss or gastric bypass surgery. N. Engl. J. Med. 346 (21), 2002, 1623-30.
2) Callahan, HS. et al. Postprandial suppression of plasma ghrelin level is proportional to ingested caloric load but does not predict intermeal interval in humans. J. Clin. Endocrinol. Metab. 89 (3), 2004, 1319-24.
3) Koliaki, C. et al. The effect of ingested macronutrients on postprandial ghrelin response : a critical review of existing literature data. Int. J. Pept. 2010, pii : 710852.
4) Taheri, S. et al. Short sleep duration is associated with reduced leptin, elevated ghrelin, and increased body mass index. PLoS Med. 1 (3), 2004, e62.
5) Spiegel, K. et al. Brief communication : Sleep curtailment in healthy young men is associated with decreased leptin levels, elevated ghrelin levels, and increased hunger and appetite. Ann. Intern. Med. 141 (11), 2004, 846-50.
6) Nagaya, N. et al. Hemodynamic, renal, and hormonal effects of ghrelin infusion in patients with chronic heart failure. J. Clin. Endocrinol. Metab. 86 (12), 2001, 5854-9.
7) Date, Y. et al. Ghrelin acts in the central nervous system to stimulate gastric acid secretion. Biochem. Biophys. Res. Commun. 280 (3), 2001, 904-7.
8) Nagaya, N. et al. Effects of ghrelin administration on left ventricular function, exercise capacity, and muscle wasting in patients with chronic heart failure. Circulation. 110 (24), 2004, 3674-9.
9) Koshinaka, K. et al. Therapeutic potential of ghrelin treatment for unloading-induced muscle atrophy in mice. Biochem. Biophys. Res. Commun. 412 (2), 2011, 296-301.
10) Hotta, M. et al. Ghrelin increases hunger and food intake in patients with restricting-type anorexia nervosa : a pilot study. Endocr. J. 56 (9), 2009, 1119-28.
11) Hosoda, H. et al. Structural divergence of human ghrelin. Identification of multiple ghrelin-derived molecules produced by post-translational processing. J. Biol. Chem. 278 (1), 2003, 64-70.
12) Adachi, S. et al. Effects of ghrelin administration after total gastrectomy : a prospective, randomized, placebo-controlled phase II study. Gastroenterology. 138 (4), 2010, 1312-20.

■平山貴恵・川﨑英二

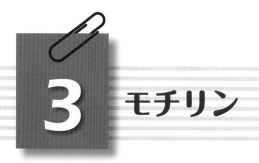

3 モチリン

1 モチリンの特徴

　モチリンは 22 個のアミノ酸からできている消化管ホルモンで、十二指腸から上部空腸粘膜にあるモチリン産生細胞（Mo 細胞）から血管内へ放出されます。

　胃の運動や胃酸の分泌は、十二指腸内が酸性になることで抑制されることは古くから知られていました。その反対に、十二指腸内をアルカリ性にすると胃の運動が活発になることは、カナダの Brown, JC. らが突き止め[1]、1972 年にモチリンを同定しました。

　消化管ホルモンはほとんどが食事をとることがきっかけとなって放出されますが、モチリンは、空腹時すなわち、胃や十二指腸に食物がなくなったときに十二指腸や上部空腸から 90 ～ 120 分の間隔で放出され、食事をとるとその分泌が停止するという、きわめて特徴的な性格をもってい

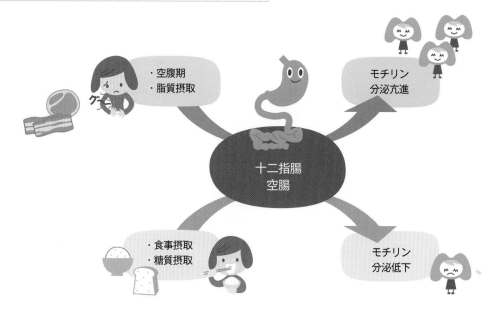

モチリン分泌の亢進と低下

・空腹期
・脂質摂取

モチリン
分泌亢進

十二指腸
空腸

・食事摂取
・糖質摂取

モチリン
分泌低下

図 1 ｜ モチリン分泌の亢進と低下

ます（図1）。またモチリンは、同じく空腹時に増える「空腹ホルモン」のグレリンと構造やはたらきが似ています。そこから、これら体に2つしかない、食後に分泌が減るホルモンを一緒に「モチリン-グレリンファミリー」と呼んでいます。

2 モチリンの体内での役割

　モチリンは空腹時にMo細胞から血管内へ放出され、下部食道の括約筋や胃、十二指腸の収縮をひき起こしますが、これはモチリンが消化管の平滑筋に直接作用しているのではなく、迷走神経やセロトニン神経を経由しています。モチリンの役割は、このように、空腹時に胃や小腸の内容物を大腸内へ送り込むことで、消化管内を掃除して次の食事摂取に備えることと考えられています。

　またモチリンには、胃ではたんぱく質分解酵素であるペプシンの分泌を亢進させて、胆嚢の収縮を亢進させる作用や、食後のインスリン分泌を促進させる作用があることも知られています[2, 3]。さらに、食後のモチリンの分泌は摂取する栄養素によっても異なることが知られており、脂質の摂取はモチリン分泌を促進し、逆に糖質の摂取はモチリン分泌を抑制するとされています[4]。そのほか、多量の飲水で胃が拡張することでもモチリンの分泌が増えます（図2）。

3 モチリンの増減による身体への影響

　モチリンの血中濃度を測定した報告では、炎症性腸疾患（クローン病、潰瘍性大腸炎）、細菌性下痢症、膵炎、吸収不良症候群、Zollinger-Ellison症候群、肝硬変、慢性腎不全、糖尿病などで

ホルモンの ミニ知識

モチリンは薬になる！？

　モチリンはペプチドであるため安定性はなく、それ自身を服用してその薬効を期待することは不可能です。しかし、抗生物質であるエリスロマイシンがモチリン受容体に結合して空腹期収縮を起こすことが発見され[8]、糖尿病性胃麻痺患者や迷走神経切除後の患者の胃排泄能を改善します。
　また、漢方薬の大建中湯（ダイケンチュウトウ）によりモチリンの濃度が上昇して、消化管運動を促進することも判明しています。

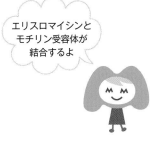

エリスロマイシンとモチリン受容体が結合するよ

モチリンの体内でのはたらき

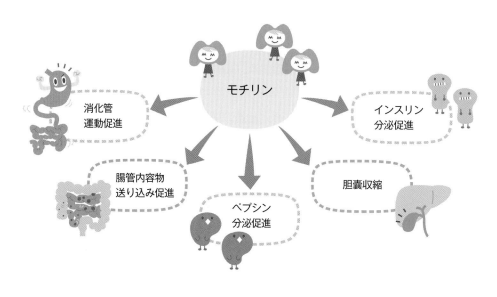

モチリン

消化管
運動促進

インスリン
分泌促進

腸管内容物
送り込み促進

ペプシン
分泌促進

胆嚢収縮

図2　モチリンの体内でのはたらき

高モチリン血症がみられ、妊娠、慢性便秘症、甲状腺機能亢進症で低モチリン血症がみられると
されています[5]。

　十二指腸潰瘍の患者では空腹時の消化管運動が障害されており、胃酸の分泌が多い十二指腸潰
瘍患者では空腹時の血中モチリン濃度が高く、しかも周期的変動も少ないことが報告されていま
す[6, 7]。十二指腸潰瘍患者では、空腹時に胃や十二指腸にみられる特有な収縮運動がみられず、
食後にみられる不規則な収縮運動が起こっています。しかし、胃潰瘍や十二指腸潰瘍の治療に使
用される、胃酸分泌を抑制する薬剤ヒスタミン H_2 受容体拮抗薬（H_2 ブロッカー）を投与すると、
胃酸分泌が抑えられることで胃や十二指腸に正常な空腹期収縮がみられるようになります。その
結果、血中のモチリン濃度も低下して周期的な変動が回復するため、空腹時や夜間にみられるさ
まざまな症状が改善するのです。これは、いくらモチリン濃度が高くても、胃内が酸性であると
モチリンのはたらきが抑制されて空腹時には収縮が生じないことを示しています。

◆引用・参考文献
1)　Brown, JC. et al. Effect of duodenal alkalinization of gastric motility. Gastroenterology. 50 (3), 1966, 333-9.
2)　Luiking, YC. et al. Differential effects of motilin on interdigestive motility of the human gastric antrum, pylorus, small intestine and gallbladder. Neurogastroenterol. Motil. 15 (2), 2003, 103-11.

3) Suzuki, H. et al. Effect of motilin on endogenous release of insulin in conscious dogs in the fed state. Dig. Dis. Sci. 48（12）, 2003, 2263-70.

4) Saito, S. et al. Regulation of motilin secretion in the postprandial state in man. Endocrinol. Jpn. 27, 1980, Suppl1, 157-62.

5) 田原保宏ほか. モチリン. 医学と薬学. 20（6）, 1988, 1449-55.

6) Sekiguchi, T. et al. "Gastroduodenal motor dysfunction and plasma motilin concentration in patients with duodenal ulcers". Motilin. Itoh, Z. ed. San Diego, Academic Press, 1990, 226-45.

7) Kusano, M. et al. Gastric acid inhibits antral phase III activity in duodenal ulcer patients. Dig. Dis. Sci. 38(5), 1993, 824-31.

8) Satoh, M. et al. EM574, an erythromycin derivative, is a potent motilin receptor agonist in human gastric antrum. J. Pharmacol. Exp. Ther. 271（1）, 1994, 574-9.

■當時久保正之・川﨑英二

4 コルチゾール （糖質コルチコイド）

1 コルチゾール（糖質コルチコイド）の特徴

　コレステロールを原料として副腎皮質でつくられ、血液中に分泌される副腎皮質ホルモンには「糖質コルチコイド」「鉱質コルチコイド」と、男性ホルモンのはたらきがある「副腎アンドロゲン」の3つがあります。糖質コルチコイドにも3種類あり、コルチゾールはそのなかの一つですが、いずれも糖代謝に影響を与えるため“糖質”コルチコイドと呼ばれています。またコルチゾールは、体がストレスを受けたときに分泌量が増えることから **「ストレスホルモン」** とも呼ばれています。

　コルチゾールは、3種の糖質コルチコイドのうち分泌量がもっとも多く、糖質コルチコイドのはたらきの約95％を担っています[1]。コルチゾールは1日のなかでも分泌量が大きく変化するホルモンで、一般的に朝の早い時間に血中濃度が高く、夕方から夜にかけて徐々に低下していきま

血中コルチゾール濃度の日内変動

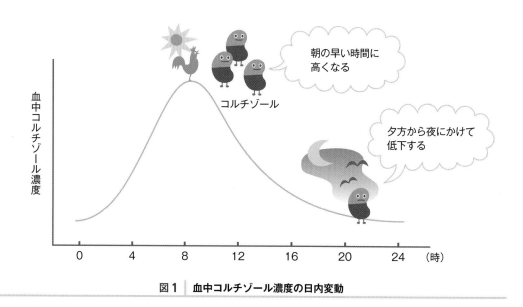

図1　血中コルチゾール濃度の日内変動

す。このような1日内の分泌量の変動を日内変動と呼びます（図1）。コルチゾールのおもなはたらきは、糖代謝をはじめ、たんぱく質代謝、脂質代謝、電解質の代謝、骨代謝、さらに免疫機能にも関与しており、体にとってとても大切なホルモンです。

さらに、コルチゾールを基本にしてプレドニゾロン（プレドニン®）などの副腎皮質ステロイド薬が化学合成され、いろいろな病気に対する治療薬としても使われています[2]。

2 コルチゾールの体内でのはたらき

コルチゾールが副腎皮質から分泌されて標的臓器にはたらきかけ、ホルモン作用を発揮すると、極端な状態に傾かないように脳の視床下部や下垂体にある受容体にはたらいてブレーキをかけます。その結果、視床下部からの**副腎皮質刺激ホルモン放出ホルモン**（corticotropin-releasing hormone；**CRH**）や下垂体からの**副腎皮質刺激ホルモン**（adrenocorticotropic hormone；**ACTH**）の量が減り、コルチゾールの分泌量を減らすしくみがあります（図2）。これをネガティブ・フィードバックといい、このしくみによってコルチゾールの量が増えすぎないように監視し、適切な量にコントロールしています。

① 糖代謝に対する作用

コルチゾールは、ストレスに立ち向かうために肝臓でアミノ酸やグリセロールからブドウ糖をつくる糖新生を促し、肝臓から血液中にブドウ糖を放出するのと同時に、筋肉などの末梢組織ではブドウ糖の利用を減らして血糖値を上昇させます[1]。血糖値を上げるというコルチゾールのはたらきは、インスリンのはたらきと拮抗するため、コルチゾールが過剰になると糖尿病が悪化す

ホルモンの ミニ知識

睡眠ダイエット !?

コルチゾールのはたらきの一つとして、睡眠中に体内のブドウ糖や脂肪を分解してエネルギーとして取り出してくれるというものがあります。このホルモンは、28ページのグラフで示したように朝の早い時間（明けがたくらい）に分泌がピークになりますが、分泌が上昇する時間帯以前の睡眠が正しくとれていないと正常に分泌されないのです。睡眠をしっかりとることが、代謝を最大限促進することにつながり、それがダイエットへの近道の一つ !? かもしれませんね。

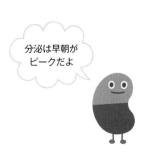

分泌は早朝がピークだよ

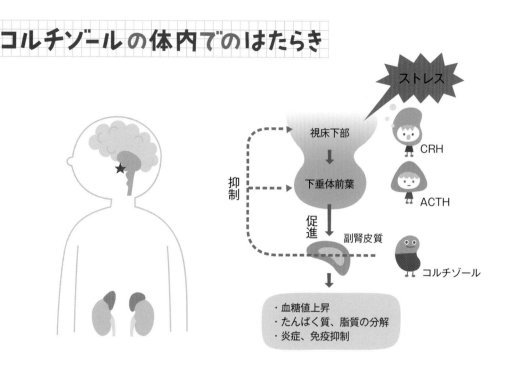

コルチゾールの体内でのはたらき

ストレス

視床下部

CRH

抑制

下垂体前葉

ACTH

促進

副腎皮質

コルチゾール

・血糖値上昇
・たんぱく質、脂質の分解
・炎症、免疫抑制

図2 ┃ コルチゾールの体内でのはたらき

るおそれがあります。

❷ たんぱく質代謝に対する作用

　コルチゾールは、筋肉でのたんぱく質合成を抑制し、その分解を促進（異化を促進）します。また、筋肉以外の臓器でのアミノ酸取り込みを阻害し、血中アミノ酸濃度を上昇させ、肝臓におけるアミノ酸からの糖新生を促します。このようにコルチゾールは、たんぱく質からもエネルギーをつくりだすのです。一方、たんぱく質の分解により皮膚が正常に再生されなくなるため、クッシング症候群のようなコルチゾールが過剰となる病気や、副腎皮質ステロイド薬の長期内服時には皮膚が薄くなってしまうという症状がみられます。

❸ 脂質代謝に対する作用

　脂肪細胞ではインスリンのはたらきを抑制することにより、ブドウ糖の取り込みが抑えられる一方、脂肪細胞のなかの中性脂肪の分解を促進し、遊離脂肪酸とグリセロールを血液中に放出するため、これらの血中濃度を上昇させエネルギーに換えます。ただし、一部の組織では、脂肪動員を上回り、逆に脂肪合成が上昇します。この結果、コルチゾールが過剰となる病気や副腎皮質ステロイド薬の長期内服により、四肢では脂肪が減少し、背中や頸部、顔では脂肪が増加します（野牛肩、満月様顔貌）。

❹ 免疫機能に対する作用

コルチゾールは、炎症や免疫に使われるたんぱく質や化学物質を減らしたり、炎症部位に白血球が侵入するのを防いだりして免疫を調節するはたらきもあります。その結果、免疫や炎症、アレルギー反応が抑えられます。このようなはたらきを期待して、副腎皮質ステロイド薬が膠原病、関節リウマチ、気管支喘息、腎移植後など、いろいろな免疫性疾患やアレルギー性疾患の治療に用いられていますが、逆に感染症を悪化させることもあるため注意が必要です。

3 コルチゾールの過不足

クッシング症候群でコルチゾールの分泌が過剰になると、たんぱく質分解がすすむことで筋肉が落ち、高血糖になります。これらが長期にわたると血流悪化、動脈硬化、糖尿病、骨粗鬆症、感染症などの合併症を発症する原因となります。また、コルチゾールは食欲抑制ホルモンであるセロトニンを低下させるため、食欲が亢進してしまいます。同様の症状は、副腎皮質ステロイド薬の長期内服によってもみられます。

逆にコルチゾールの分泌が不足する副腎皮質機能低下症（アジソン病）では、血糖値の維持に必要な肝臓での糖新生が十分に行えず、低血糖症をもたらします。その結果、細胞がはたらくのに必要なエネルギーが不足し、低血糖の症状である手足の震え、不安、緊張などの交感神経症状や、無気力感、判断力低下などの脳疲労症状も現れるようになります。

◆引用・参考文献
1) 服部裕一. 糖質コルチコイドの作用と機序. ICUとCCU. 35 (8), 2011, 597-604.
2) 神林泰行ほか. 副腎皮質ステロイドの開発の歴史と化学構造による薬剤特性. 薬局. 66 (5), 2015, 1704-11.

■近本直子・川﨑英二

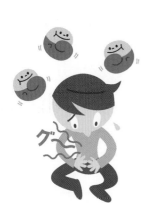
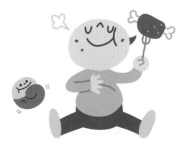

第**3**章

消化・吸収

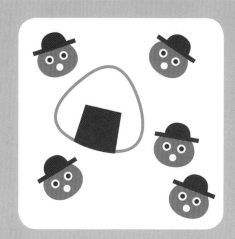

1 ガストリン

1 ガストリンの特徴

　ガストリンは、胃幽門前庭部および十二指腸粘膜に存在するガストリン分泌細胞（G細胞）から産生される分子量2,096のペプチドで、17個のアミノ酸から構成される消化管ホルモンです。胃幽門部粘膜からは、リトルガストリン（G-17）と生理活性を有しないN末端部分ペプチドが分泌され、十二指腸粘膜からは、おもにビッグガストリン（G-34）が分泌されます。脳相では、嗅覚や味覚といった食物からの刺激が大脳へ伝わり、迷走神経が刺激されてガストリンの分泌が

食物摂取時の胃液の分泌調節

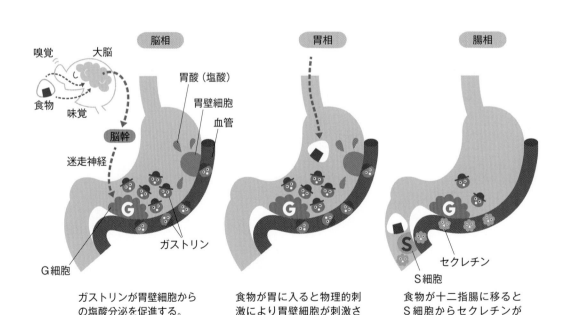

脳相

嗅覚　大脳
食物
味覚
脳幹
迷走神経

胃酸（塩酸）
胃壁細胞
血管

ガストリン

G細胞

ガストリンが胃壁細胞からの塩酸分泌を促進する。

胃相

食物が胃に入ると物理的刺激により胃壁細胞が刺激される。また、化学的刺激がG細胞を刺激する。その結果、塩酸分泌が亢進する。

腸相

セクレチン
S細胞

食物が十二指腸に移るとS細胞からセクレチンが分泌され、ガストリンの分泌が抑制される。

図1 　食物摂取時の胃液の分泌調節

促進されます。ガストリンは血管を通って胃壁細胞へ運ばれ、胃酸（塩酸）の分泌を促進します。胃相では、食物が胃に入る物理的刺激により胃壁細胞が刺激され塩酸の分泌が促進されます。また、食物（とくにたんぱく質）摂取による胃内腔のpH上昇などの化学的刺激、胃壁の伸展・圧迫などの機械的刺激によりG細胞が刺激されてガストリンを分泌し、塩酸分泌が亢進します。食物が胃から十二指腸へ移ると、腸相がはたらきます。食物が十二指腸に移動して胃内腔のpHが低下すると、ガストリンの分泌が止まります。また、インクレチンの一つであるGIP（glucose-dependent insulinotropic polypeptide）やセクレチンの作用により、ガストリンの分泌と塩酸の分泌が抑制されます（図1）。

2 ガストリンの体内でのはたらき

　ガストリンのおもな作用は、胃の主細胞からペプシノゲンの分泌を促したり、胃壁細胞上のガストリン受容体に作用して塩酸分泌を促進し、消化活動を活発化することです。胃酸の主成分である塩酸の分泌はガストリン、ヒスタミン、アセチルコリンによって亢進しますが、おもな分泌経路はガストリンを介したヒスタミン分泌経路です。ガストリンが胃底腺にある腸クロム親和性細胞様細胞（enterochromaffin-like cell；ECL細胞）を刺激し、ヒスタミンの分泌や合成を促進します。ECL細胞から分泌されたヒスタミンは、胃壁細胞のヒスタミンH₂受容体に結合し、

ホルモンの ミニ知識

ガストリンと秋バテ

　秋バテとは、夏との寒暖差や気候の変化による気圧の低下が影響して自律神経が乱れ、体のだるさや食欲不振、消化不良、頭痛などの体調不良が生じることをいいます。暑い夏に冷たいものをとりすぎると胃の血流が低下し、消化力が低下します。そのような胃腸が弱っている状態で食欲の秋が到来し、ついつい食べすぎてしまうと、胃酸（塩酸）の分泌を促すガストリンが多量に分泌されます。ガストリンは冷たいものやたんぱく質、脂質が多い食品を食べすぎた場合にとくに多く分泌されるといわれています。このようなガストリンの過剰分泌により胃もたれや胸やけなどを生じ、胃腸の秋バテをひき起こしてしまいます。胃腸機能の低下は免疫力低下にもつながります。暴飲暴食を避けることは秋バテ防止にも、全身の健康維持のためにも重要です。

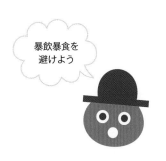

暴飲暴食を避けよう

胃酸分泌と消化性潰瘍治療薬

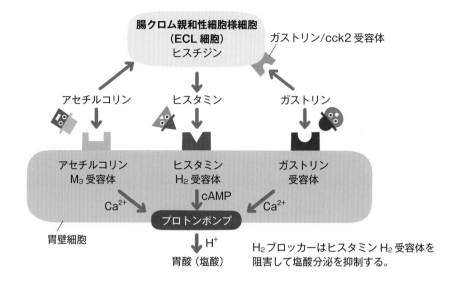

図2 胃酸分泌と消化性潰瘍治療薬

塩酸の分泌を促します。消化性潰瘍治療薬である H_2 ブロッカーは、塩酸分泌の主要因子である ヒスタミン H_2 受容体を阻害し、塩酸の分泌を抑制します[1]。また、ガストリンは塩酸分泌促進 作用のほかに、消化管粘膜に対して直接的、またはほかの増殖因子を介した間接的な細胞増殖作 用があることが確認されており、消化管腫瘍の発育・進展に関与する可能性があるといわれてい ます（図2）[2]。

3 ガストリンの過不足

　高ガストリン血症を来す代表的な消化管疾患であるゾリンジャー・エリソン症候群（Zollinger- Ellison syndrome；ZES）は、ガストリノーマにより高ガストリン血症と塩酸分泌を起こしま す。その結果、胃食道逆流症や十二指腸潰瘍を主とする消化性潰瘍、消化液の過剰分泌に伴う下 痢をひき起こす疾患です。また、自己免疫性胃炎は自己免疫機序により胃壁細胞が破壊され、胃 底腺の高度萎縮と、おもにビタミン B_{12} の吸収障害により悪性貧血を来す疾患です。低酸による フィードバックにより二次性のガストリン細胞の過形成が起こり、高ガストリン血症を来します。 さらに、ガストリンを分泌する G 細胞にはカルシウム受容体が存在するため、高カルシウム血症

ではG細胞のカルシウム受容体が刺激され、ガストリンの分泌が促進されます。その結果、塩酸分泌が高まり胃潰瘍が好発します。

　一方、胃切除によりガストリンは低値を示します。早期胃がんに施行される幽門保存胃切除術は、幽門洞を残すことによりG細胞を若干残します。それにより、ガストリンによる残胃に対する栄養効果が期待されています[3]。また、幽門輪温存膵頭十二指腸切除術においても、ガストリンやセクレチンの分泌が温存され、膵頭十二指腸切除術に比べ残膵の萎縮の程度が軽減される可能性が報告されています[4]。

◆引用・参考文献
1)　NPO法人システム薬学研究機構編. "胃腸を健やかに：胃酸の分泌をブロック". 薬効力：72の分子標的と薬の作用. 東京, オーム社, 2012, 78-9.
2)　特集：内分泌器官としての消化管とその疾病：消化管ペプチドの意義と応用. 医薬ジャーナル. 47 (8), 2011, 75-134.
3)　今村幹雄編. "幽門保存胃切除術". 胃切除と再建術式. 三輪晃一監修. 埼玉, 医学図書出版, 2005, 52-60.
4)　橋本直樹ほか. 膵頭十二指腸切除（PD）と幽門輪温存膵頭十二指腸切除（PPPD）における残膵の機能的, 形態的変化の比較. 胆と膵. 34 (9), 2013, 757-60.

■平山貴恵・川﨑英二

セクレチン

1 セクレチンの特徴

　セクレチンは、1902 年にイギリスの Bayliss と Starling により腸管粘膜内から発見された最初の消化管ホルモンです。「分泌する」という意味の「セクレト」と、「化合物」という意味の「イン」を合成して名づけられました。1905 年に発見されたガストリンと合わせ、消化管から見つかった 2 つの物質が内分泌学の基礎となり、その後さまざまなホルモンの発見へとつながっていきました[1]。

　セクレチンは 27 個のアミノ酸からなるペプチドホルモンであり、そのうち 14 個はグルカゴンと同じ配列をもっています。そのため、**グルカゴン**や**グルカゴン様ペプチド-1**（glucagon-like

セクレチンの分泌

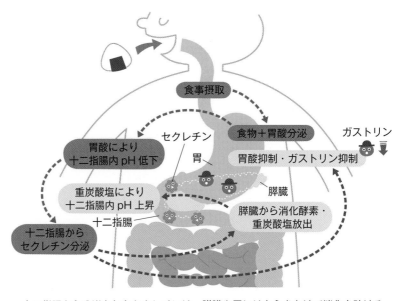

食事摂取

セクレチン

食物＋胃酸分泌

ガストリン

胃酸により
十二指腸内 pH 低下

胃

胃酸抑制・ガストリン抑制

重炭酸塩により
十二指腸内 pH 上昇

膵臓

十二指腸

膵臓から消化酵素・
重炭酸塩放出

十二指腸から
セクレチン分泌

十二指腸から分泌されたセクレチンは、膵臓や胃にはたらきかけて消化を助ける。

図1　セクレチンの分泌

peptide-1；**GLP-1**)、**血管作動性腸管ペプチド**（vasoactive intestinal peptide；**VIP**）と合わせてセクレチン - グルカゴンペプチドファミリーと呼ばれています。

　正常人では空腹時血中セクレチン値は 10pg/mL 以下です。また、セレクチンは胃から出るガストリンと拮抗するような作用をもっており、酸性の胃内容物が十二指腸に流れ込むことによって、十二指腸粘膜のセクレチン分泌細胞（S 細胞）から血液中に分泌され、胃の動きを抑えます。それとともに、膵臓の外分泌腺から重炭酸塩の分泌を刺激し、腸内の pH を酸性から中性にやわらげて消化を助けるはたらきをしています（図 1）。

　以前は、慢性膵炎患者における膵臓の外分泌作用を評価するためにセクレチン刺激試験をしていました。しかし、現在はセクレチンの試薬が入手できなくなっているため、この検査は行われていません。

2　セクレチンの体内でのはたらき

　セクレチンの体内でのはたらきには、以下の 3 つがあります（図 2）。

1 膵臓からの重炭酸塩の分泌

　食事をして胃から胃酸を含んだ内容物が十二指腸に送られてくると十二指腸の pH が低下します。それに対して十二指腸粘膜の S 細胞からセクレチンが分泌されます。膵臓に到達したセクレチンのはたらきによって重炭酸塩を含んだアルカリ性の膵液の分泌を促すことで、腸管内の酸性

ホルモンの ミニ知識

セクレチンは自閉症の治療になる？

　セクレチンを自閉症の子どもに打つことで症状が急激に改善したという報告があったことで、海外において自閉症の子どもたちにセクレチンの注射が使われたことがあるそうです。しかし、少なくともセクレチンを 1 回打つことであきらかに自閉症がよくなるとは検証できず[4]、使われなくなりました。

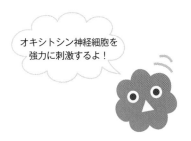

オキシトシン神経細胞を強力に刺激するよ！

　後にセクレチンが視床下部のオキシトシン神経細胞を強力に刺激することがわかりました。オキシトシンが社会行動を調節している可能性があるため、国内外のさまざまな機関でオキシトシンが自閉症の治療となりうるかという研究が現在行われています。

セクレチンの体内でのはたらき

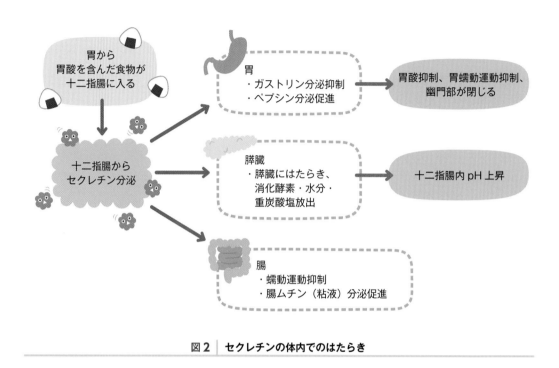

図2 | セクレチンの体内でのはたらき

度を下げます。

② 胃のガストリンや胃酸の分泌を抑制し胃粘液分泌を促進するはたらき

　セクレチンはガストリンに対してネガティブフィードバックの作用があり、ガストリンの分泌を低下させます。その結果、ガストリンによる胃酸の分泌が抑制され、胃の粘液分泌は促進されます。

③ 胃・腸の蠕動運動の抑制

　セクレチンにより腸内に重炭酸塩が放出されると、胃の幽門部が閉じて蠕動運動が抑制されます。

3 セクレチン分泌の増減による身体への影響

　セクレチンが増加するとガストリンや胃酸の分泌が抑制されるので、以前は胃潰瘍の治療薬としても使われていました。

　また、セクレチンが膵臓の外分泌系を刺激することから、膵外分泌機能を評価する際にはセク

レチンを投与してセクレチン刺激試験を行っていました[2,3]。現在は行えないため、BT-PABA 試験という検査を行います。

◆引用・参考文献
1) Wabitsch, M. Gastrointestinal hormons induced the birth of endocrinology. Endocr. Dev. 32, 2017, 1-7.
2) 原田英雄ほか. 日本膵臓学会慢性膵炎臨床診断基準 2001. 膵臓. 16 (6), 2001, 560-1.
3) Ochi, K. et al. Chronic pancreatitis : functional testing. Pancreas. 16 (3), 1998, 343-8.
4) Sandler, AD. et al. Lack of benefit of a single dose of synthetic human secretin in the treatment of autism and pervasive developmental disorder. N. Engl. J. Med. 341 (24), 1999, 1801-6.

■當時久保正之・川﨑英二

3 コレシストキニン

1 コレシストキニンの特徴

　コレシストキニン（**パンクレオザイミン**）は、1928 年に Ivy が発見した消化管ホルモンです。ギリシャ語でchole（胆汁）cysto（嚢）kinin（動く）という意味で、それらの頭文字をとってCCK と省略されます。コレシストキニンは 33 個のアミノ酸からなるペプチドホルモンで、十二指腸から空腸上部の粘膜上皮にあるI細胞でつくられ、血液中に分泌されます。コレシストキニンの分泌を刺激するのは食事中の脂肪とたんぱく質で、これらの栄養素がI細胞にある受容体にくっつくことで血液中に分泌されますが、糖質には反応しないといわれています[1]。コレシストキニンのはたらきは、胆嚢収縮作用、膵消化酵素分泌促進作用、胃酸分泌抑制作用、胃内容物排出抑制作用、摂食抑制作用、膵外分泌腺の腺房細胞肥大・増殖作用など、多岐にわたっていま

コレシストキニンの分泌と体内でのはたらき

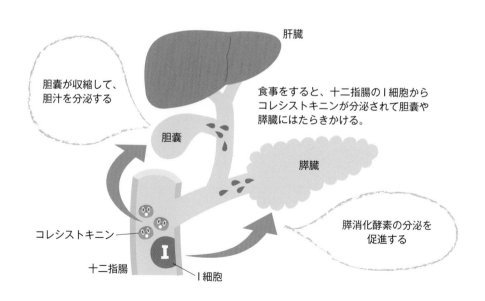

肝臓

胆嚢が収縮して、
胆汁を分泌する

食事をすると、十二指腸のI細胞から
コレシストキニンが分泌されて胆嚢や
膵臓にはたらきかける。

胆嚢

膵臓

コレシストキニン

膵消化酵素の分泌を
促進する

十二指腸

I細胞

図1 ┃ コレシストキニンの分泌と体内でのはたらき

す（図1）[2]。

　近年はコレシストキニンの食欲抑制作用が注目されており、糖尿病や動脈硬化性疾患などの原因となる肥満の予防やエネルギー摂取アンバランスを是正するために、そのメカニズムの解明とコレシストキニンやその受容体に対する拮抗薬や作動薬の臨床応用なども検討されています[3]。

2　コレシストキニンの体内でのはたらき

　私たちが食事をしたとき、食べたものが胃から十二指腸へと送り込まれると、内容物に含まれる脂肪やたんぱく質が刺激となって十二指腸からコレシストキニンが分泌されます。コレシストキニンは血液のなかをめぐって胆嚢まで届くと、胆嚢の収縮がはじまり、濃縮された胆汁を十二指腸内へ押し出します。また、膵臓から膵液の分泌も促進しますので、それと協力して脂肪を分解し消化を手助けします。

　コレシストキニンは食事をとるとただちに血中濃度が上昇し、10分以内にピークに到達し、2時間前後上昇が持続することが認められていますが[4]、食物が通りすぎるとただちに分泌が止まります。また、食後に血液中に放出されるコレシストキニンは、迷走神経から延髄孤束核に至る求心路を介して、食欲に関係する視床下部のNPY/AgRP細胞を抑制して摂食を抑制します。このように、コレシストキニンは食欲を抑制しますが、さらに胃運動も抑制し、胃から十二指腸への食物の排出をゆっくりさせることも知られています（図2）[4]。

3　コレシストキニンの過不足

　脂肪の多い食事やアルコールをとったとき、コレシストキニンは非常に多く分泌されます。脂

<figure>
ホルモンの ミニ知識

よくかんでゆっくり食べてダイエット！

　食べすぎを防止するためには「よくかんでゆっくり食べたほうがよい」と聞いたことがあるかと思いますが、それには理由があります。コレシストキニンは満腹感を脳に伝える信号物質です。コレシストキニンは食事をとりはじめて10分程度で分泌がピークに達するため、10分以上経過しなければ満腹感を得られません。そのため早食いの人は満腹感を得にくく、食べすぎてしまう傾向にあります。ダイエットのためにはエネルギー制限も大事ですが、よくかんでゆっくり食べることも重要です！
</figure>

コレシストキニンによる食欲と胃運動の抑制

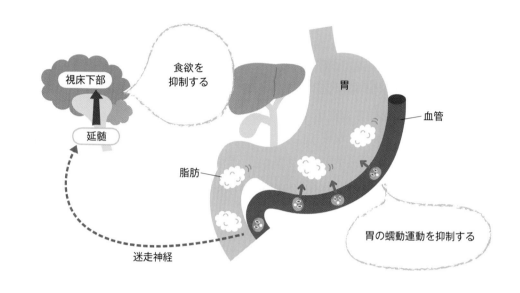

図2 コレシストキニンによる食欲と胃運動の抑制

質は、ほかの栄養素に比べ消化に時間がかかって、胃に長くとどまり、一方アルコールは、量が多い場合や度数が高い場合は胃にとって負担が大きいため、コレシストキニンが分泌されると胃液の逆流を止めている食道下部の括約筋が緩み、胃液が逆流しやすくなります。そのため胸やけが起こりやすくなります。

　コレシストキニンが不足すると胆嚢が収縮せず、いつまでも胆汁が胆嚢のなかにとどまるため、胆嚢のなかで濃縮されて胆石ができやすくなります。

◆引用・参考文献
1）原博. 消化管による食品成分の受容機構と摂食調節. G.I.Research. 21 (1), 2013, 3-11.
2）中田正範ほか. 消化管ホルモンの新機軸：インスリン分泌制御因子，臓器連関の伝令，DPP-4 阻害薬標的の視点から. Diabetes Strategy. 2 (1), 2012, 24-30.
3）屋嘉比康治ほか. コレシストキニン. 臨床栄養. 128 (6), 2016, 787-94.
4）屋嘉比康治ほか. 摂食調節消化管ホルモンと機能性ディスペプシア. 日本消化器病学会雑誌. 113 (10), 2016, 1672-81.

■近本直子・川﨑英二

4 ソマトスタチン

1 ソマトスタチンの特徴

　ソマトスタチンは、1973 年に Brazeau らによってヒツジ 50 万頭分の視床下部から抽出されたペプチドホルモンです [1]。14 個のアミノ酸からなり、システイン残基間に S-S 結合ができることにより環状になっています。

　ソマトスタチンは、哺乳類のみならず魚類や鳥類などにも存在します。哺乳類においては視床下部だけではなく、膵ランゲルハンス島や消化管、中枢神経、末梢神経、甲状腺など生体内に広く存在しており [2]、そのなかでも胃、十二指腸、空腸に豊富に存在します。ソマトスタチンは食物摂取による刺激で分泌され、脳下垂体や膵臓、消化管にはたらき、成長ホルモンやインスリン、グルカゴン、ガストリンなどいろいろなホルモンの分泌を強力に抑制する [3] ほか、神経伝達物質

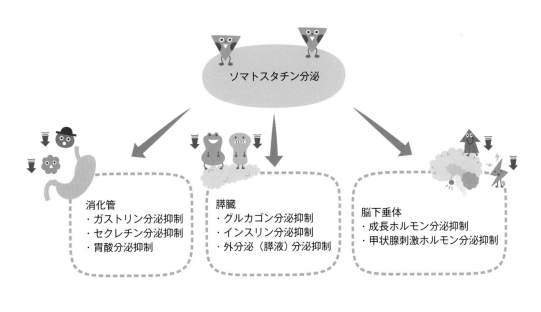

図1 　ソマトスタチンの体内でのはたらき

としても作用を発揮するなど多彩な生理活性を有します（図1）。さらにホルモンの分泌だけではなく、細胞の増殖を抑制することも示されています。このようにソマトスタチンは全身の種々のシステムに広汎に影響を与えています。

2　ソマトスタチンの体内でのはたらき

中枢神経では、ソマトスタチンは視床下部より分泌され、成長ホルモン分泌促進因子と協力して脳下垂体前葉からの成長ホルモン分泌を調整します。

膵ランゲルハンス島においては、ソマトスタチンはδ細胞でつくられます。ソマトスタチンの分泌はグルカゴンやアミノ酸、ブドウ糖などによって促進されます。そして膵ランゲルハンス島内において隣接するβ細胞やα細胞に作用してインスリンやグルカゴンの分泌を抑制することで、糖代謝の調節に重要な役割を果たしています[4]。

消化管では、ソマトスタチンはδ細胞でつくられます。この細胞は胃から大腸まで消化管全長にわたり、粘膜上皮内または粘膜下に存在します。分泌されたソマトスタチンはガストリンやセクレチンなどの種々の消化管ホルモンの分泌や、胃酸、膵液、胆汁などの分泌を抑制するほか、胆嚢、胃、そのほかの消化管の運動を抑制します（図2）。

ソマトスタチンのホルモン分泌抑制作用は、正常細胞に対してだけではなく、腫瘍細胞に対しても認められています。腫瘍にソマトスタチンを投与すると、腫瘍の大きさが縮小することも確認されています[5]。

ホルモンの ミニ知識

ソマトスタチンが
アルツハイマー型認知症予防の創薬に！？

ソマトスタチンは脳のほとんどの領域に存在していますが、加齢によって減少することが報告されています[8]。認知症の一つであるアルツハイマー型認知症は、脳内でアミロイドβペプチド（amyloid β-peptide；Aβ）の凝集・蓄積によって起こり[9]、Aβの分解・除去にネプリライシンが関与していることがあきらかになっていますが[10]、ソマトスタチンはネプリライシンの活性を増強し、脳内Aβの代謝を制御することが見出されました[11]。今後、ソマトスタチンがアルツハイマー型認知症、ひいては脳老化の予防や治療の創薬のターゲットとなることが期待されています。

ネプリライシンの活性を増強するよ

膵ランゲルハンス島から分泌されるホルモン

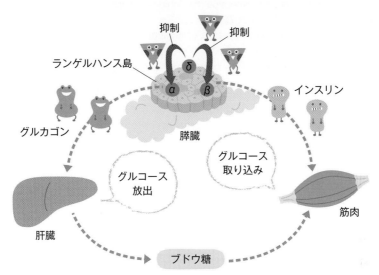

ソマトスタチンは膵α細胞、膵β細胞に作用し、
グルカゴンやインスリンの分泌を抑制して糖代謝に重要な役割を果たす。

図2 | **膵ランゲルハンス島から分泌されるホルモン**

3 ソマトスタチンの過不足

　ソマトスタチンの分泌は種々の栄養素やペプチド、神経伝達物質の刺激により調整されています。血中ソマトスタチン濃度の上昇は、糖尿病やソマトスタチン産生腫瘍においてみられます。ソマトスタチノーマは消化管由来の神経内分泌腫瘍（neuroendocrine tumor；NET）で、ソマトスタチン過剰分泌により多彩な病態を呈します。おもな臨床症状としてインスリン分泌抑制による耐糖能異常（impaired glucose tolerance；IGT）や糖尿病、膵液の分泌抑制による慢性下痢や脂肪性下痢、胆嚢運動の抑制による胆石や胆嚢腫大、胃酸の分泌抑制による低酸症、栄養素の吸収不全による体重減少などがあります。

　また、ソマトスタチンは胃酸で分泌が促進され、酸分泌を制御するペプチドホルモンですが、酸分泌が低下するヘリコバクター・ピロリ感染症においては、ソマトスタチンが減少していることが知られています[6]。それに伴ってガストリン、胃酸分泌の抑制が欠如し、十二指腸潰瘍をひき起こすことが知られています[7]。しかし、ピロリ菌の感染によりいったんソマトスタチン濃度

が減少しても、除菌により回復すると報告されています[8]。

◆引用・参考文献

1) Brazeau, P. et al. Hypothalamic polypeptide that inhibits the secretion of immunoreactive pituitary growth hormone. Science. 179 (4068), 1973, 77-9.

2) Arimura, A. et al. Somatostatin : abundance of immunoreactive hormone in rat stomach and pancreas. Science. 189 (4207), 1975, 1007-9.

3) Boden, G. et al. Somatostatin suppresses secretin and pancreatic exocrine secretion. Science. 190(4210), 1975, 163-5.

4) Vale, W. et al. Somatostatin. Recent Prog. Horm. Res. 31, 1975, 365-97.

5) Sy, RA. et al. Reduction in size of a thyrotropin-and gonadotropin-secreting pituitary adenoma treated with octreotide acetate (somatostatin analog). J. Clin. Endocrinol. Metab. 74 (3), 1992, 690-4.

6) Moss, SF. et al. Effect of Helicobacter pylori on gastric somatostatin in duodenal ulcer disease. Lancet. 340 (8825), 1992, 930-2.

7) Chayvialle, JA. et al. Somatostatin in mucosa of stomach and duodenum in gastroduodenal disease. Gastroenterology. 75 (1), 1978, 13-9.

8) Ferrier, IN. et al. Peptides in the neocortex in Alzheimer's disease and ageing. Psychoneuroendocrinology. 15 (2), 1990, 89-95.

9) Urakami, K. et al. Clinical course and CSF amyloid beta protein precursor having the site of application of the protease inhibitor (APPI) levels in patients with dementia of the Alzheimer type. Dementia. 4 (1), 1993, 59-60.

10) Iwata, N. et al. Metabolic regulation of brain Abeta by neprilysin. Science. 292 (5521), 2001, 1550-2.

11) Saito, T. et al. Somatostatin regulates brain amyloid beta peptide Abeta42 through modulation of proteolytic degradation. Nat. Med. 11 (4), 2005, 434-9.

■中嶋綾子・川﨑英二

エネルギー代謝

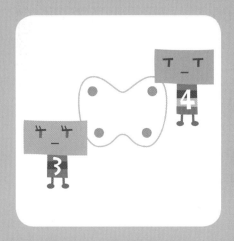

1 インスリン

1 インスリンの特徴

　インスリンは**膵ランゲルハンス島（膵島）**の β 細胞から分泌されるホルモンで、21 個のアミノ酸からなる A 鎖と 30 個のアミノ酸からなる B 鎖がつながってできています。ラテン語の insula（島）に由来してインスリン（insulin）と名づけられました。インスリンは、膵島 β 細胞でプレプロインスリンとして合成され、たんぱく質分解酵素によってシグナルペプチド鎖が切り離されて A 鎖、B 鎖、C 鎖（C ペプチド）がつながったプロインスリンになります。そして、インスリ

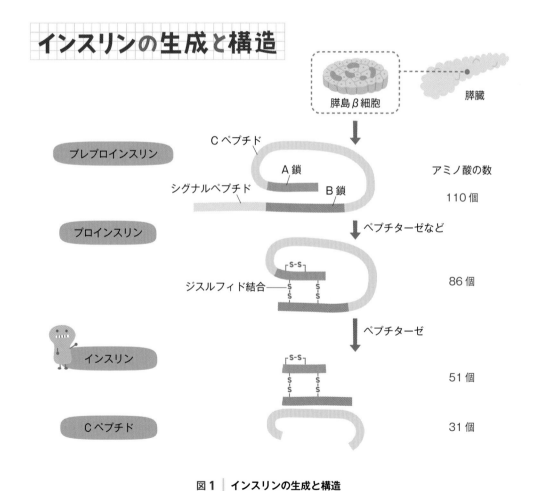

インスリンの生成と構造

	アミノ酸の数
プレプロインスリン	
	110 個
プロインスリン（ペプチターゼなど）	86 個
インスリン（ペプチターゼ）	51 個
C ペプチド	31 個

膵島 β 細胞 / 膵臓

C ペプチド / A 鎖 / B 鎖 / シグナルペプチド / ジスルフィド結合

図1 ｜ インスリンの生成と構造

ン分泌顆粒のなかでCペプチドが切り離されてインスリンになり、血液中に放出されます。切り離されたCペプチドは、インスリンと1対1の割合で血液中に分泌されるため、血液中や尿中のCペプチド濃度を測ることによって、インスリンの分泌量を推定することができます（図1）。

　健常人において、インスリンはβ細胞より1日中一定量で持続的に分泌されており（基礎分泌）、食後に上昇した血糖値に応じてさらに追加して分泌されます（追加分泌）。食事以外に血糖を上げる因子としてホルモンや神経伝達物質などがありますが、生理的には栄養素、とくにブドウ糖がもっとも重要な分泌刺激物質です。また、小腸にはブドウ糖濃度に反応してインスリン分泌を促す**インクレチン**（glucagon-like peptide-1；**GLP-1**、glucose-dependent insulinotropic polypeptide；**GIP**）というホルモンがあり[1]、血糖値が高いときのみβ細胞からのインスリン分泌量を促します。これらの作用により、健常人では食後血糖値はわずかに上昇するだけで、すぐに空腹時のレベルに戻ります。

2 インスリンの体内でのはたらき

　インスリンは血糖値を下げるホルモンとして有名ですが、もともとは栄養素をからだにため込むホルモンです。インスリンは、細胞表面にあるインスリン受容体に結合することでその作用を発揮しますが、とくに肝臓、筋肉、脂肪組織におけるはたらきが重要です[2]。

　肝臓では腸管を通って食事から吸収されたブドウ糖の約半分をグリコーゲンへ変え、肝臓に蓄えます。また、インスリンは肝臓での糖新生（糖以外の基質から糖を合成すること）やグリコー

ホルモンの ミニ知識

玄米で糖尿病を克服できるの？

　沖縄県のメタボリックシンドローム患者を対象に、玄米の介入臨床試験を行ったところ、1日3食の主食を2ヵ月間玄米に替えることで、食後の血糖値、インスリン値の上昇が軽減し、肥満や糖・脂質代謝の改善、血管内皮機能が改善することが証明されました[10]。また、アメリカで行われた疫学研究においても、玄米摂取が白米に比べ糖尿病の発症リスクを有意に減少させることが報告されています[11]。これは玄米に含まれるγ-オリザノールがβ細胞の機能を改善させ糖負荷後のインスリン分泌を促進し、血糖値の上昇を顕著に抑制するためと考えられています。まずは1日1食からはじめてみるのもよいですね。

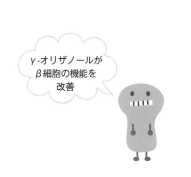

γ-オリザノールがβ細胞の機能を改善

多彩なインスリン作用

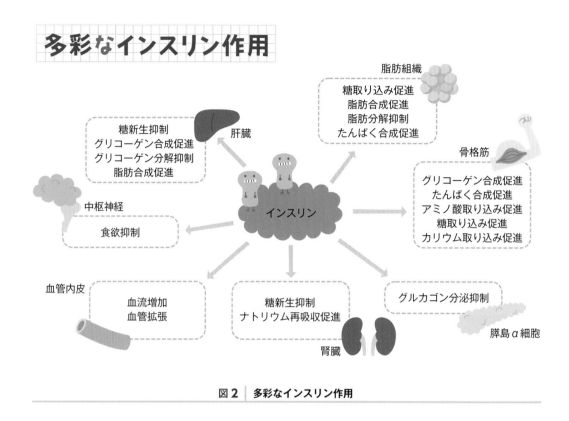

図2 多彩なインスリン作用

ゲンの分解を抑えて、ブドウ糖が肝臓から血液中へ放出されるのを抑制するはたらきもあります[3]。さらに、グリコーゲンがある程度蓄積されてくると脂肪酸の産生を促進し、脂肪合成を行います。肝臓で利用されなかったブドウ糖は、血管を通って全身に行きわたりますが、骨格筋、脂肪組織においては細胞表面にあるインスリン反応性糖輸送担体（glucose transporter 4；GLUT4）[4〜6]によってブドウ糖を細胞内に取り込んで利用します。とくに骨格筋は最大のブドウ糖の消費臓器であり、血糖の大部分は骨格筋によって取り込まれます[7]。また、インスリンはアミノ酸やカリウムを取り込むはたらきもあり、細胞内でたんぱく質合成を促進させます[8]。一方、脂肪組織ではブドウ糖を取り込んで中性脂肪に変えるはたらきがあるため、食べすぎると太ってしまいます（図2）。

3 インスリンの過不足

　インスリンは血糖値を正常範囲内に保つうえで重要なホルモンです。インスリンは血糖値の上昇によって分泌が亢進し、血糖値が下がると分泌も低下します。したがって、一方的にインスリン分泌が亢進するような状況においては、低血糖を起こします。胃切除後の患者では、食物が直

接小腸へ急速に流れ込むことで糖吸収が亢進し、そのために生じた高血糖によるインスリンの過剰分泌によって、食後2～3時間後に低血糖症状が生じることがあります。これをダンピング症候群といいます。β細胞の腫瘍であるインスリノーマやインスリン自己免疫症候群などでも、インスリンが過剰になって低血糖を来します。

　逆に、β細胞からのインスリン分泌が障害されると高血糖状態となり、それが慢性的になると糖尿病を発症します。日本人は遺伝的に欧米人と比べてインスリンの分泌能力が低く、少量のインスリンでもエネルギーをため込むため、皮下脂肪より内臓脂肪を蓄積しやすいといわれています[9]。内臓脂肪がたまると肝臓や骨格筋にも脂肪が沈着しやすくなり、インスリン抵抗性が増大します。インスリン抵抗性状態では酸化ストレスなどの細胞内ストレスが誘導されやすくなり、その結果、血糖や血圧、脂質の異常がもたらされ、糖尿病や高血圧症、脂質異常症も悪化し、動脈硬化性疾患が進行します。肥満や高血糖を予防するためにも、食事療法と定期的な運動を心がけましょう。

◆引用・参考文献
1) Nauck, MA. et al. Incretin effects of increasing glucose loads in man calculated from venous insulin and C-peptide responses. J. Chin. Endocrinol. Metab. 63 (2), 1986, 492-8.
2) 池田匡. "代謝・内分泌疾患の理解". 代謝・内分泌疾患. 池田匡ほか監修. 東京, 学研出版, 2002, 56-88, (Nursing Selection, 4).
3) Cahill, GF. Jr. The Banting Memorial Lecture 1971. Physiology of insulin in man. Diabetes. 20 (12), 1971, 785-99.
4) James, DE. et al. Molecular cloning and characterization of an insulin-regulatable glucose transporter. Nature. 338 (6210), 1989, 83-7.
5) Charron, MJ. et al. A glucose transport protein expressed predominately in insulin-responsive tissues. Proc. Natl. Acad. Sci. USA. 86 (8), 1989, 2535-9.
6) Birnbaum, MJ. Identification of a novel gene encoding an insulin-responsive glucose transporter protein. Cell. 57 (2), 1989, 305-15.
7) DeFronzo, RA. Lilly lecture 1987. The triumvirate : beta-cell, muscle, liver. A collusion responsible for NIDDM. Diabetes. 37 (6), 1988, 667-87.
8) Fujita, S. et al. Effect of insulin on human skeletal muscle protein synthesis is modulated by insulin-induced changes in muscle blood flow and amino acid availability. Am. J. Physiol. Endocrinol. Metab. 291 (4), 2006, E745-54.
9) 清野裕. 糖尿病の新しい概念. 最新医学. 50, 1995, 639-45.
10) Shimabukuro, M. et al. Effects of the brown rice diet on visceral obesity and endothelial function : the BRAVO study. Br. J. Nutr. 111 (2), 2014, 310-20.
11) Sun, Q. et al. White rice, brown rice, and risk of type 2 diabetes in US men and women. Arch. Intern. Med. 170 (11), 2010, 961-9.

■中嶋綾子・川﨑英二

2 グルカゴン

1 グルカゴンの特徴

　膵臓には体部〜尾部を中心に「ランゲルハンス島」と呼ばれる、ホルモンを産生する細胞のかたまりがたくさんあります（1個の膵臓あたり数十万〜百万個）。ランゲルハンス島にはα細胞、β細胞、σ細胞など数種類の細胞があり、それぞれグルカゴン、インスリン、ソマトスタチンを分泌しています。グルカゴン（glucagon）は、1923年に発見者のKimballらにより名づけられ[1]、ギリシャ語のglukus（甘い）とagōn（導く）が由来とされています。グルカゴンは29個のアミノ酸からできていますが、そのもとになるのはプログルカゴンです。α細胞ではプログルカゴンからグルカゴンがつくられますが、脳や小腸（L細胞）ではプログルカゴンからグルカゴンではなくグルカゴン様ペプチド-1（glucagon-like peptide-1；GLP-1）やGLP-2がつくられています。

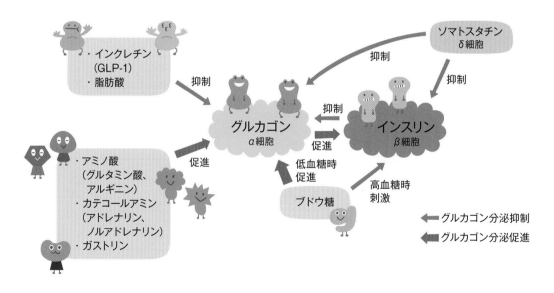

図1　グルカゴンの分泌を促進・抑制するもの

グルカゴンは、インスリンと同様に全身のエネルギーバランスの維持において重要な役割をもっており、とくに空腹時や低血糖時・飢餓状態・運動時など、エネルギーが不足するようなときに力を発揮します。血糖低下を感知するとはたらきはじめ、血糖値を上昇させて、正常域に保つようにはたらく、とても重要な役割があります。逆に食後に血糖値が上昇しインスリン分泌が増加するようなときは、グルカゴン分泌は減少します。このようにグルカゴンはインスリンと対照的なはたらきを発揮するため、インスリン拮抗ホルモンの代表として知られており、おもにグルカゴンとインスリンのバランスで私たちの血糖値は維持されています。血糖値の変化以外にも、グルタミン酸やアルギニンなどのアミノ酸やカテコールアミン（アドレナリン、ノルアドレナリン）やガストリンなどでグルカゴンの分泌が促進され、ソマトスタチンや脂肪酸などで抑制されることも知られています（図1）。

2 グルカゴンの体内でのはたらき

1 血糖値を上昇させる

グルカゴンは体のなかでもっとも血糖上昇作用が強力なホルモンで、低血糖が起こりうるような状態に際して、生命の危機を回避するような動きを起こします。グルカゴンは、膵臓の α 細胞から分泌されたらまず肝臓を通りますが、その際に、肝臓で貯蔵されていたグリコーゲンを分解してブドウ糖をつくり血液中に放出します。また、脂肪組織に蓄えられた中性脂肪をグリセロールと遊離脂肪酸へ分解するホルモン感受性リパーゼのはたらきを手助けし、肝臓においてグリセロールからブドウ糖、脂肪酸からケトン体をつくりエネルギー源として利用します。

ホルモンの ミニ知識

低炭水化物食におけるグルカゴンの影響

健常人において、炭水化物の多い食事ではグルカゴン分泌は低下しますが、たんぱく質や脂質の多い食事ではむしろ増加します。近年注目されている低炭水化物食においては、たんぱく質や脂質が多くなる結果、グルカゴン分泌が増えるおそれがあります[3]。グルカゴン分泌が増えてしまうと、インスリン分泌が非常に少ない糖尿病患者では、より血糖値が上がってしまう可能性があります。個々の患者の体質や治療状況に適した栄養指導がますます重要となります。

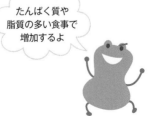

たんぱく質や
脂質の多い食事で
増加するよ

グルカゴン連合軍とインスリン軍による血糖調整

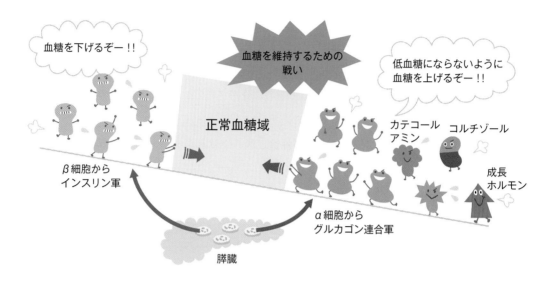

図2 | グルカゴン連合軍とインスリン軍による血糖調整

❷ 肝臓で糖新生を行う

　肝臓で蓄えられているグリコーゲンの量には限度があります。グルカゴンは、その枯渇を防ぐため、ブドウ糖質以外の原料（グリセロール、アミノ酸、乳酸）から新たにブドウ糖をつくるようはたらきかけます。

❸ 胃腸の運動を低下させ、腸管を拡張させる

　グルカゴンは、胃腸の運動を低下させ、腸管を拡張させるはたらきがあります。そのはたらきを利用して、胃や大腸の内視鏡検査の際に前処置の注射として使われることがあります。

3　グルカゴンの分泌増減による身体への影響

　グルカゴンの分泌低下は低血糖をまねきます。インスリンとグルカゴンが拮抗しながらはたらき、血糖値を一定の範囲内に保ちますが、ソマトスタチンや「インクレチン」（血糖上昇時のみβ細胞を刺激して、インスリン分泌を促進する消化管ホルモン）と呼ばれるグルコース依存性インスリン分泌刺激ポリペプチド（glucose-dependent insulinotropic polypeptide；GIP）やGLP-1などの消化管ホルモンも、摂食状況の変化に応じてグルカゴン分泌を調節しています。

生命を維持できかねるほど血糖値が下がってしまったときは、グルカゴンだけでは対応できません。脳の視床下部から自律神経をとおしてほかの血糖上昇ホルモンにも指令がいき、カテコールアミンや成長ホルモン、糖質コルチコイドなどが分泌され血糖値を適切に保ちます（図2）。

　一方、グルカゴンの過剰状態は高血糖をまねきます。近年、糖尿病患者において、食後のグルカゴン過剰状態が高血糖に大きく関与することがわかり、グルカゴンのはたらきを抑えるインクレチン関連薬が新たな治療戦略の一つとして加わりました。これまでの糖尿病治療では、インスリン分泌の低下や抵抗性を改善させるような薬物が中心でしたが、インクレチン関連薬の登場により治療の幅が広がってきています。また最近、グルカゴンがなければインスリンがなくても血糖値が上昇しないという動物実験のデータが発表され、血糖値の変化におけるグルカゴンの重要性が再認識されています[2]。

◆引用・参考文献
1)　Kimball, CP. et al. Aqueous extracts of pancreas : Ⅲ. some precipitation reactions of insulin. J. Biol. Chem. 1923, 58 (1), 337-46.
2)　河盛段. 再注目されるグルカゴン：グルカゴンの役割と病態生理学的意義. プラクティス. 32 (1-2), 2015, 9-12.
3)　石原寿光. グルカゴン・ルネッサンス. 日本内科学会雑誌. 102 (12), 2013, 3237-43.

▥相良陽子・川﨑英二

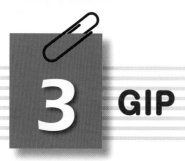

3 GIP

1 GIP の特徴

　栄養素の摂取に伴って消化管から分泌され、膵ランゲルハンス島 β 細胞からのインスリンを促す消化管ホルモンは、総称して**インクレチン**（incretin）と呼ばれています。インクレチンという名前は、1906 年の腸管粘膜抽出物が糖尿病患者の尿糖を減らすというムーアらの発見に端を発し、1932 年にラ・バールらによって "intestine secretion insulin" を略してつけられたものです。おもなインクレチンとして、GIP（glucose-dependent insulinotropic polypeptide）と GLP-1（glucagon-like peptide-1）が確認されています。

　GIP は、1971 年にブラウンらによってブタの腸から発見されたアミノ酸 42 個のペプチドで、胃酸分泌を抑制することから胃抑制ポリペプチド（gastric inhibitory polypeptide）と命名さ

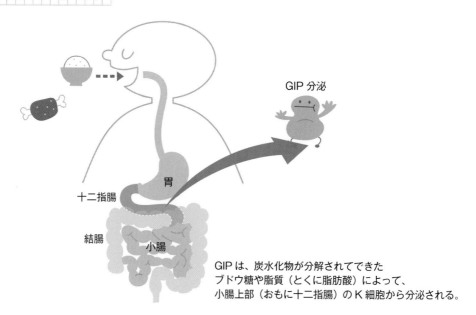

GIP は、炭水化物が分解されてできた
ブドウ糖や脂質（とくに脂肪酸）によって、
小腸上部（おもに十二指腸）の K 細胞から分泌される。

図 1 ｜ GIP の分泌

れました。しかし、ヒトにおいては胃酸分泌抑制作用がほとんどなく、一方で血糖値に応じてインスリン分泌を強力に促進することがわかったため、グルコース依存性インスリン分泌刺激ポリペプチド（glucose-dependent insulinotropic polypeptide）と呼ばれるようになりました[1]。GIP は、炭水化物が分解されてできたブドウ糖や脂質（とくに脂肪酸）によって、小腸上部（おもに十二指腸）の K 細胞から分泌されます（図1）。同じインクレチンでも GIP のインスリン分泌促進作用は GLP-1 よりも低いですが、GIP には栄養素を脂肪細胞に取り込みやすくさせるという性質があり、体内で腸から吸収したエネルギーを脂肪として効率よく蓄える**「倹約ホルモン」**として作用することが知られています。

ホルモンの ミニ知識

食べる順番ダイエット！

　食事のときに野菜から食べると、野菜に含まれる食物繊維が小腸からの糖質や脂質の吸収を抑え、食後の血糖上昇を緩やかにするため、ダイエットに効果的といわれています。最近の研究でも、米飯の前に魚や肉料理を摂取する「食べる順番」が、胃の運動を緩やかにし、食後の血糖上昇を改善することがわかっています。魚や肉料理を米飯より先に摂取すると GLP-1 分泌が亢進され、胃のはたらきが緩やかになり、胃排泄時間が 2 倍以上延長することも明らかにされましたが、肉料理（飽和脂肪酸や一価不飽和脂肪酸が多い）を米飯より先に摂取すると、魚料理（EPA や DHA など多価不飽和脂肪酸の含有量が多い）を先に摂取した場合に比べて、GIP分泌亢進が著しく上昇することも確認されました[5]。これは、肉料理の長期的な摂取は肥満リスクを上昇させるおそれがあることを意味しています。食事バランスも重要ですが、食べる順番を守ることもダイエットへの一歩かもしれませんね。

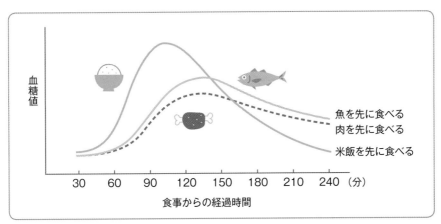

食べる順番による食後血糖の変化（文献 5 を参考に筆者作成）

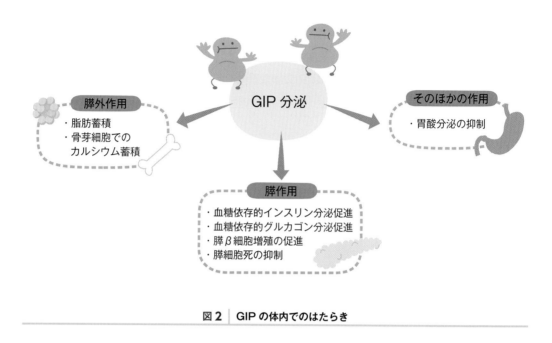

GIPの体内でのはたらき

膵外作用
・脂肪蓄積
・骨芽細胞での
　カルシウム蓄積

GIP 分泌

そのほかの作用
・胃酸分泌の抑制

膵作用
・血糖依存的インスリン分泌促進
・血糖依存的グルカゴン分泌促進
・膵β細胞増殖の促進
・膵細胞死の抑制

図2　GIP の体内でのはたらき

2　GIP の体内でのはたらき

　GIP は食事中の炭水化物や脂質、たんぱく質が消化管に入ってくることで栄養素を感知して、上部小腸（おもに十二指腸と空腸）にある K 細胞から血中に分泌されます[2]。栄養素のなかでは、とくに脂質（脂肪酸）が GIP の分泌を強力に促し、ブドウ糖やアミノ酸による分泌効果は脂質に比べて弱いようです。食事によって分泌された GIP が、血液に乗って膵臓に到達すると、β 細胞からのインスリンの分泌を促進します。このとき、血糖値によって分泌促進効果は異なり、空腹時には低く、食後には増強します。GIP にはほかにも脂肪細胞で脂肪を蓄積する作用、骨におけるカルシウム蓄積作用、腸蠕動の抑制作用、胃酸分泌抑制作用などが知られています（図2）[3]。

　また、多くの消化管ホルモンは脳にも存在し、脳－腸管ペプチドと呼ばれます。GLP-1 は脳内にもありますが、GIP は脳には認められていません[4]。

3　GIP の過不足

　GIP は肥満や体重増加を促すはたらきをもっています。高脂肪食を摂取した場合に GIP 分泌は

亢進して、脂肪細胞への栄養素の取り込みを促進し、効率的に脂肪細胞に脂肪が蓄積されて肥満をひき起こします。しかし、GIP 分泌が少ない場合、余分な脂肪は脂肪細胞に蓄積されず、肝臓や骨格筋などでエネルギー源として消費され肥満はひき起こされません[6]。日常的に高脂肪食を摂取している患者では、GIP 作用が増強して脂肪蓄積に傾き、DPP-4 阻害薬の効果が十分に発揮されない可能性もあるようです。したがって、DPP-4 阻害薬の効果をしっかりと引き出して持続させるためには、バランスのよい食事の摂取が重要です。

◆引用・参考文献
1) 月山克史. インクレチンの基礎：膵作用と膵外作用：GIP とは. Progress in Medicine. 28 (8), 2008, 1871-7.
2) 矢部大介ほか. インクレチンと血糖管理：栄養素によるインクレチン分泌制御. Diabetes Frontier. 24 (6), 2013, 649-54.
3) 岩崎真宏ほか. 消化管ホルモン「インクレチン」を考慮した食事療法. プラクティス. 30 (1), 2013, 29-32.
4) 原田範雄. 肥満とインクレチン. Progress in Medicine. 32 (9), 2012, 1861-6.
5) Kuwata, H. et al. Meal sequence and glucose excursion, gastric emptying and incretin secretion in type 2 diabetes : a randomised, controlled crossover, exploratory trial. Diabetologia. 59 (3), 2016, 453-61.
6) 宮脇一真ほか. GIP と肥満. 肥満研究. 8 (1), 2002, 86-8.

■伊藤真理・川﨑英二

4 GLP-1

1 GLP-1 の特徴

　ブドウ糖は、血管内に直接投与するよりも経口投与したほうがインスリンの分泌量が多くなることが古くから知られています。この差をインクレチン効果といい、このように食事摂取に伴い消化管から分泌され、膵臓のβ細胞からのインスリン分泌を促進するホルモンを総称してインクレチンと呼びます。グルカゴン様ペプチド-1（glucagon-like peptide-1；GLP-1）とグルコース依存性インスリン分泌刺激ポリペプチド（glucose-dependent insulinotropic polypeptide；GIP）はその代表であり、GLP-1 はおもに下部小腸や大腸にある L 細胞に**グルカゴン様免疫反応物質**（glucagon-like immunoreactivity；**GLI**）や**ペプチド YY**（peptide YY；**PYY**）と共存し、腸管を通る栄養素、とりわけブドウ糖や脂肪酸によって、これらとともに血管内に分泌されます。

GLP-1の作用機序

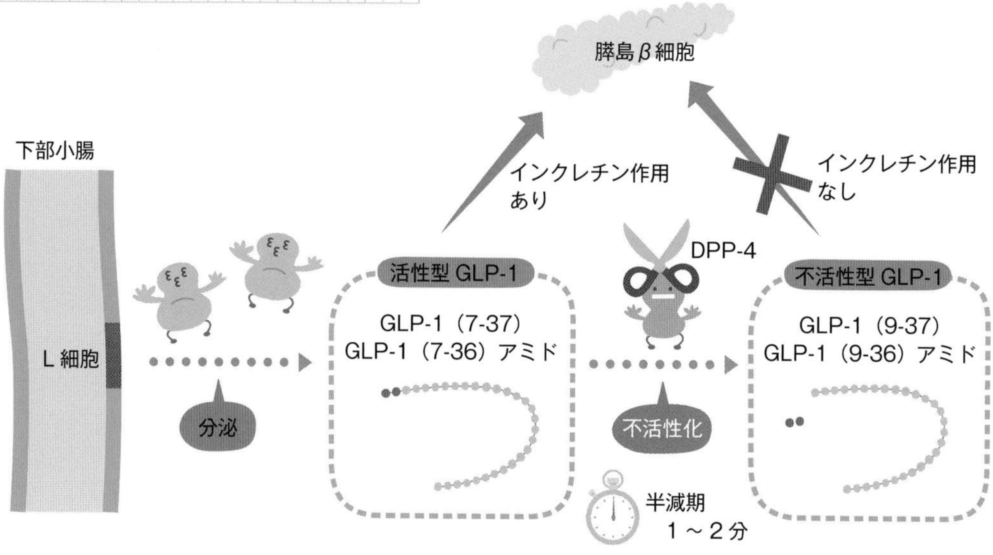

下部小腸

L 細胞

分泌

インクレチン作用
あり

インクレチン作用
なし

DPP-4

活性型 GLP-1

GLP-1（7-37）
GLP-1（7-36）アミド

不活性型 GLP-1

GLP-1（9-37）
GLP-1（9-36）アミド

膵島β細胞

不活性化

半減期
1～2分

図1　GLP-1 の作用機序

1983 年の、Bell らによるグルカゴン遺伝子構造の決定後、膵臓のα細胞におけるグルカゴンの前駆体であるプレプログルカゴンたんぱくが、腸管 L 細胞においてグルカゴン様のペプチド配列をもつ GLP-1 の前駆体として存在することがわかり、その後 GLP-1 がインクレチン作用をもつことが確認されました。

　GLP-1 には、31 個のアミノ酸からなる「GLP-1（7-37）」と、30 個のアミノ酸からなる「GLP-1（7-36）アミド」の 2 つの活性型があり、血液中にある GLP-1 の 80%は GLP-1（7-36）アミドです。GLP-1 がくっつく受容体は、膵臓以外にも多くの臓器（脳、心臓、腎臓、肺、腸管など）にみられ、さまざまなはたらきを発揮しています。

2　GLP-1 の体内でのはたらき

　活性型の GLP-1 である GLP-1（7-37）あるいは GLP-1（7-36）アミドは、食事中のブドウ糖や脂肪酸あるいは胆汁酸などによって、腸管壁にある L 細胞から GLI や PPY と同時に血液中に分泌されます。

　GLP-1 は食後における膵ランゲルハンス島β細胞からのインスリンの分泌を促し、食後の血糖上昇を抑えて糖代謝の恒常性を維持します。GLP-1 と GIP は、血糖値が高い場合にはインスリン分泌を促進しますが、血糖値が低い場合にはインスリン分泌を促進しないため、低血糖のリスクが低く、安全に食後高血糖を是正することができるホルモンです。GLP-1 は GLP よりも強力なインスリン分泌促進作用をもっています。ただし、活性型 GLP-1 の血中半減期は 1 ～ 2 分と短く、全身に発現しているジペプチジルペプチダーゼ-4（dipeptidyl peptidase-4；DPP-4）によって速やかに、不活性型の「GLP-1（9-36）アミド」または「GLP-1（9-37）」に分解されます（図1）。

　また GLP-1 の GIP とは異なるはたらきに、α細胞からグルカゴンの分泌を抑制する作用がありますが、正常血糖や低血糖の場合にはグルカゴン分泌を抑制しません。そのほか、GLP-1 にはβ細胞におけるインスリン合成やβ細胞の増殖促進作用があります。

　膵臓以外の臓器に対する作用もあり、中枢神経系での食欲抑制に伴う体重減少効果、胃内容の十二指腸への排泄を遅延する作用（胃液、膵液の分泌抑制）、心筋保護作用、抗動脈硬化作用、中枢神経および末梢神経の保護作用などが知られています（図2）。

3　GLP-1 分泌の増減による身体への影響

　2 型糖尿病患者では GLP-1 の分泌が低下しているという報告と、健常人と同等であるという報告の両方があり、まだ意見は一致していないようです。

GLP-1の体内でのはたらき

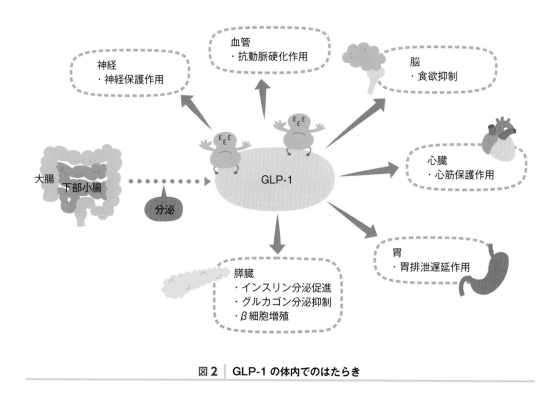

図2 | GLP-1 の体内でのはたらき

　健常人では食後の血中 GLP-1 レベルは食前の 2 〜 4 倍に増加し、通常は血糖値に依存するため低血糖は起こらないと考えられています。しかし、胃切除後の症例では血中 GLP-1 が 6 〜 7 倍に上昇して低血糖を生じた症例が報告されています[2]。

　また、GLP-1 は痩せるホルモンともいわれ、健常人に GLP-1 を静脈内注射すると満腹感を生じて摂取量が減少します。この効果は肥満者や 2 型糖尿病患者でも認められるといわれます[2]。しかし、この作用は生理的な作用ではなく、あくまで GLP-1 受動体作用薬で達成できるような薬理的な作用であると考えられています。

　現在、インクレチン関連薬として GLP-1 受容体作動薬（注射薬）と DPP-4 阻害薬（飲み薬）が 2 型糖尿病の治療薬としてあります。GLP-1 受容体作動薬は DPP-4 に分解されにくい工夫がされており、β細胞の GLP-1 受容体に結合してインスリン分泌を促す作用があります。しかも、GLP-1 と同様に血糖値が高いときだけ作用するため、単独使用では低血糖は起こりにくくなります。DPP-4 阻害薬は、GLP-1 や GIP を分解する DPP-4 酵素のはたらきを阻害することで、GLP-1 や GIP のインクレチン作用を長続きさせる効果があります。この DPP-4 阻害薬も、単独

使用では低血糖は起こりにくい薬です。

◆引用・参考文献

1) 岩崎真宏ほか. 消化管ホルモン「インクレチン」を考慮した食事療法. プラクティス. 30 (1), 2013, 29-32.
2) 稙田太郎. Glucagon-like peptide-1 (GLP-1). 日本臨牀. 62 (6). 2004, 1175-80.
3) 桑田仁司ほか. インクレチンの基礎. Angiology Frontier. 12 (1), 2013, 11-6.
4) 木下和久ほか. 消化管ホルモンと肥満治療. 診断と治療. 103 (8), 2015, 1093-8.

■作間理恵子・川﨑英二

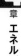

ホルモンのミニ知識

青魚は糖尿病患者の血糖上昇抑制にも効果あり !?

　青魚に含まれるα-リノレン酸やドコサヘキサエン酸
(docosahexaenoic acid；DHA)、エイコサペンタエン酸
(eicosapentaenoic acid；EPA) が動脈硬化予防に効果が
あることはよく知られていますが、これらはインスリン分
泌も促進するといわれています。また、薬物療法を行って
いない2型糖尿病患者にDPP-4阻害薬を投与した場合、魚
の摂取量が多いほどHbA1cが低下していたとの報告や、

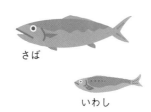

さば

いわし

魚類を米飯摂取前に摂取した場合にGLP-1分泌量が増加し血糖上昇が抑制されたとの報告[1]
もあります。動脈硬化予防以外の生活習慣病予防効果について、青魚摂取は今後も注目が必要
かもしれませんね。

1 成長ホルモンの特徴

　成長ホルモンは、191個のアミノ酸からなるペプチドホルモンで、**ソマトトロピン**とも呼ばれています。脳下垂体前葉から分泌され、各臓器や組織の成長を促す作用を発揮します。

　成長ホルモンの分泌量は思春期から青年期に最大となり[1]、加齢とともに減少していきます。骨の成長が止まる20歳ごろが成長ホルモンの分泌量がピークに達する時期といわれており、このころは1日1mgの成長ホルモンが分泌されます。しかし、40歳になると分泌量が約半分に減少し、さらに60歳では40歳の分泌量の半分、すなわち20歳時の4分の1に減少するといわれています。

　日常生活において成長ホルモンの分泌を促す因子は、質の高い睡眠、筋肉負荷トレーニングなどの運動[2]、食事中のたんぱく質やアミノ酸の確保であり、反対に抑制する因子は睡眠不足、運

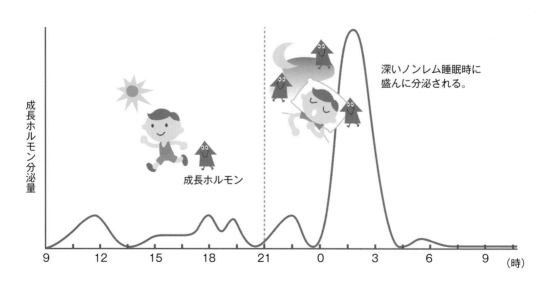

図1　成長ホルモンの24時間分泌パターン

動不足、炭水化物の過剰摂取、ストレスホルモンです。とくに成長ホルモンは深いノンレム睡眠時に盛んに分泌されることが知られています。日中でも成長ホルモンは分泌されていますが、分泌量は夜間と比べるとごく少量であるため、成長ホルモンを分泌させるためには夜しっかりと睡眠をとることが重要です（図1）。

2　成長ホルモンの体内でのはたらき

　成長ホルモンが体内で作用を発揮するには2つの経路があります。一つは、脳下垂体より分泌されたのち、各組織の受容体へ直接結合してはたらきかけるパターンです。もう一つは、肝臓のなかでインスリン様成長因子-1（insulin-like growth factor-1；IGF-1、ソマトメジンC）という別の成分へ変化し、全身で成長ホルモン作用を発揮するパターンです[3]。

　成長ホルモンには組織の成長を促す作用がありますが、おもな作用として、①同化作用（肝臓、骨、筋、性腺、消化管におけるたんぱく質合成促進、細胞増殖促進）、②抗インスリン作用（中性脂肪を遊離脂肪酸とグリセロールに分解する）、③中枢神経作用（活力・健康感の保持、認知力・記憶の保持）に大別されます。したがって、加齢による成長ホルモンの減少に伴い、筋肉量の減少や性腺機能、免疫機能の衰えが生じます。このような加齢に伴う変化に対応するためにも、生活習慣を改善させて成長ホルモンの分泌を促すことの意義は大きいと考えられます（図2）。

ホルモンの ミニ知識

食事はお腹が空いてから

　成長ホルモンは免疫機能や記憶力の強化、皮膚の活性化などその作用が多岐にわたり、「若返りホルモン」とも呼ばれています。そのような成長ホルモンを効率よく分泌させるために、食事は空腹を感じたときにとるのがよいとされています。空腹時に胃から分泌されるグレリンには、脳下垂体を刺激して成長ホルモンを分泌させるはたらきがあり、空腹を感じているときのほうがより多くの成長ホルモンが分泌されます[4]。成長ホルモンを効果的に分泌させるために、毎回の食事の前に適度の空腹を感じられるよう、一定の食事間隔を保ち、腹八分を心がけましょう。

若返りホルモンとも
呼ばれているよ

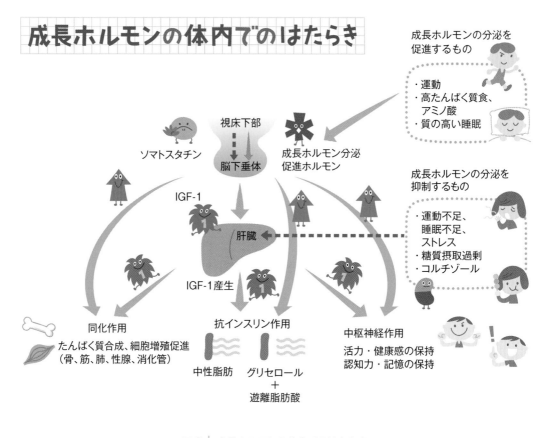

成長ホルモンの体内でのはたらき

成長ホルモンの分泌を
促進するもの

・運動
・高たんぱく質食、
　アミノ酸
・質の高い睡眠

視床下部

ソマトスタチン

脳下垂体

成長ホルモン分泌
促進ホルモン

成長ホルモンの分泌を
抑制するもの

IGF-1

肝臓

・運動不足、
　睡眠不足、
　ストレス
・糖質摂取過剰
・コルチゾール

IGF-1産生

同化作用

たんぱく質合成、細胞増殖促進
（骨、筋、肺、性腺、消化管）

抗インスリン作用

中性脂肪　　グリセロール
　　　　　　　＋
　　　　　遊離脂肪酸

中枢神経作用

活力・健康感の保持
認知力・記憶の保持

図2 | 成長ホルモンの体内でのはたらき

<table>
<tr><td>**3**</td><td>**成長ホルモンの過不足**</td></tr>
</table>

　成長ホルモンの分泌は拍動性で、おもに視床下部ホルモンである成長ホルモン分泌促進ホルモンと、分泌抑制作用をもつソマトスタチンにより相反的に調節されています。

　成長ホルモンは、脳下垂体や異所性の成長ホルモン産生腫瘍では高値を示し、下垂体機能低下症や成長ホルモン遺伝子の欠失では低値を示します。成長ホルモン過剰症としては成長ホルモン産生腫瘍で起こる先端巨大症があり、成長ホルモンの自律性過剰分泌により眉弓部の膨隆、口唇の肥大、巨大舌、下顎の突出、手足の容積の増大など身体的変化を呈するほか、高血圧や糖代謝異常など多彩な合併症を来し、さらに悪性腫瘍の合併や心血管病の進行リスクとなります[5]。

　反対に成長ホルモン分泌不全症の代表的な病気として小人症があり、低身長がみられますが、成人では体組成の変化（体脂肪重量の増加と除脂肪体重の低下）や脂質異常症、骨粗鬆症、動脈硬化、脂肪肝を来しやすくなります。成長ホルモンの過不足はどちらも治療されないと生命予後の悪化をもたらす危険性がある[6]ため、早期の対処が必要です。

◆引用・参考文献

1) Corpas, E. et al. Human growth hormone and human aging. Endocr. Rev. 14 (1), 1993, 20-39.
2) Godfrey, RJ. et al. The exercise-induced growth hormone response in athletes. Sports Med. 33 (8), 2003, 599-613.
3) 日本抗加齢医学会専門医・指導士認定委員会編. アンチエイジング医学の基礎と臨床. 第3版. 東京, メジカルビュー社, 2015, 466p.
4) Kojima, M. et al. Ghrelin is a growth-hormone-releasing acylated peptide from stomach. Nature. 402(6762), 1999, 656-60.
5) Rajasoorya, C. et al. Determinants of clinical outcome and survival in acromegaly. Clin. Endocrinol. 41 (1), 1994, 95-102.
6) Rosen, T. et al. Premature mortality due to cardiovascular disease in hypopituitarism. Lancet. 336 (8710), 1990, 285-8.

■中嶋綾子・川﨑英二

6 甲状腺ホルモン

1 甲状腺ホルモンの特徴

　甲状腺は、前頸部の甲状軟骨（のどぼとけ）の下にあり、横幅4cm、容量12〜20g程度の内分泌臓器で、蝶が羽を広げたようなかたちをしています。甲状腺は**トリヨードサイロニン**（triiodothyronine；T_3）、**サイロキシン**（thyroxine；T_4）という2種類の甲状腺ホルモンをつくっており、アミノ酸の一つであるチロシンに3つのヨウ素がついたものが T_3、4つついたものが T_4 です。

　下垂体（前葉）から分泌される**甲状腺刺激ホルモン**（thyroid stimulating hormone；**TSH**）が、甲状腺にある TSH 受容体に結合すると T_3、T_4 の産生が促されますが、血液中の T_3、T_4 の量が多くなると、TSH の分泌は少なくなります。逆に T_3、T_4 の量が少なくなると TSH の分泌

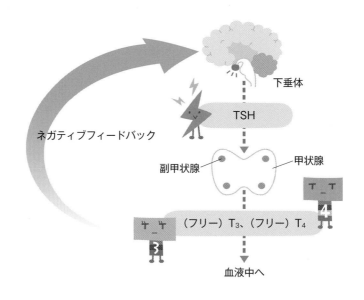

図1 | 甲状腺ホルモンのネガティブフィードバック

が増えて甲状腺ホルモンの産生を応援するといったしくみ（ネガティブフィードバック）によって、T_3、T_4が一定量血液中に流れるようにうまく調整しています。このようにT_3とT_4は相関して変動し、T_3、T_4とTSHは逆相関して変動します（図1）。

　血液中に放出されたT_3、T_4は、99.9%以上がサイロキシン結合グロブリン（thyroxine binding globulin；TBG）やアルブミンなどのたんぱく質とくっついているため、これらのたんぱく質の量によって影響を受けやすくなっています。そのため、より正確に甲状腺ホルモンの量を評価するため、たんぱく質に結合していない遊離型のT_3（フリーT_3）とT_4（フリーT_4）を測定するのが、臨床検査では一般的です。

2　甲状腺ホルモンの体内でのはたらき

　T_3とT_4の体内での役割は基本的には変わりません。T_3は甲状腺で産生されますが、大部分（80%）は、標的臓器のなかでT_4から変換されます。ホルモン活性は、T_3のほうがT_4よりも5〜10倍強いといわれています。つまり、T_3が体のエンジンだとすると、T_4はその燃料に相当します。甲状腺ホルモンは、ほぼすべての細胞に入って細胞のなかにある核に到達して作用を発揮します。そのため、体にとっては非常に多彩な作用が出現します（図2）。

ホルモンの ミニ知識

バセドウ病患者の妊娠

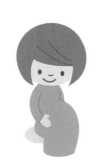

　甲状腺機能が落ち着いていないバセドウ病の患者が（発症して間もない、妊娠を契機に発症した、治療抵抗性のバセドウ病、服薬のアドヒアランスが悪いなど）妊娠した場合はどうなるでしょうか？　本文で述べたように流産してしまうのでしょうか？　もちろん、そういった場合もあります。しかし、流産の原因はそのほかにもたくさんあり、流産してしまったからといって、その原因がすべて甲状腺機能亢進症によるものとはいえません。では、甲状腺機能以外に原因がない患者の場合はどうでしょうか？　不思議なことに、妊娠の継続とともに甲状腺機能は正常に近づいていき、問題なく出産できることが意外に多いのですが、その理由ついてはまだはっきりしたことはわかっていません。

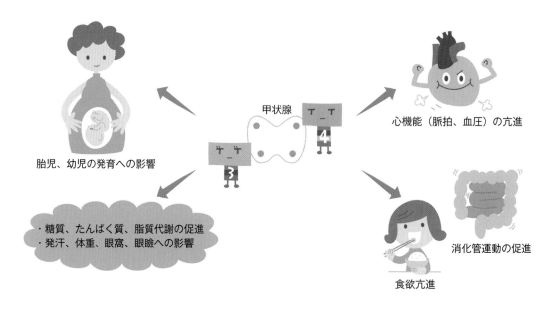

甲状腺ホルモンの体内でのはたらき

甲状腺

胎児、幼児の発育への影響

・糖質、たんぱく質、脂質代謝の促進
・発汗、体重、眼窩、眼瞼への影響

心機能（脈拍、血圧）の亢進

消化管運動の促進

食欲亢進

図2 | **甲状腺ホルモンの体内でのはたらき**

① 熱の産生

　甲状腺ホルモンは、脳、脾臓、生殖器以外のほぼすべての臓器において、酸素消費と熱産生を増加させます。これにより得られたエネルギーで体温、発汗の調節をしています。

② 代謝の促進

　コレステロールに関しては、LDL 受容体を増やして LDL コレステロールの取り込みを促し、血液中のコレステロールを低下させます。また、中性脂肪を分解するリポたんぱくリパーゼを刺激するため、血液中の中性脂肪も低下させます。血糖値については、肝臓における糖新生や消化管における糖の吸収を促進して血糖値を上昇させます。また、中枢神経、消化管にも作用して食欲を増進させ、食事摂取量が増加します[1]。

③ 心機能の亢進

　甲状腺ホルモンは、心臓の β_1 アドレナリン受容体に作用して心拍数や心拍出量を増やし、脈拍や血圧を上昇させます。

④ 胎児・幼児の発育・発達への影響

　妊娠継続には十分な量の甲状腺ホルモンが必要ですので、甲状腺ホルモンが少ないと、流産や早産を起こしやすくなります。また、胎児や幼児の成長にも、十分な量の甲状腺ホルモンが必要

です。

⑤ 消化管運動の亢進

　甲状腺ホルモンは、自律神経のうち交感神経にも副交感神経にもはたらきます。副交感神経のはたらきが活発になると消化管運動は亢進します[2, 3]。

　そのほかにも、眼窩や眼瞼に対して作用し眼球突出を起こすなどたくさんのはたらきがあります。このように、甲状腺ホルモンはほぼすべての細胞に作用しますが、一つの事象に関して、甲状腺ホルモンがそれを亢進する作用と抑制する作用をもつ場合があり、また、それらにかかわるさまざまな要因にも甲状腺ホルモンが作用しているため、複雑でわからないこともたくさんあります。

3　甲状腺ホルモンの増減による身体への影響

　甲状腺ホルモンが増加する病気を甲状腺機能亢進症といいます。甲状腺機能亢進症の原因でいちばん多いのは、バセドウ病といわれる病気です。甲状腺ホルモンが増加したときの体への影響は、運動している状態を想像してみるとわかりやすいです。

　体温は上がり、暑がりになります。冬は人より薄着になりますが夏はたいへんです。よく汗をかくようになり、体が運動をし続けている状態のため痩せてきます。しかし、お腹が減っているためよく食べます。また脈拍は増え、動悸がする場合もあります。休んでいても夜眠っていても、体は走っている状態です。そのため疲れやすく、神経系の作用も相まってイライラすることもあります。交感神経が興奮状態になっているため、手が震えることもあります。体は運動状態なのですが、違っているところは、消化管運動も亢進するところです。そのため、排便の回数が増えたり、便秘が改善したりします。妊娠に関しては、流産や早産のリスクが増えます。

　これに対して、甲状腺ホルモンが減少する病気を甲状腺機能低下症といいます。原因で多いのは慢性甲状腺炎（橋本病）という病気です。体への影響は、甲状腺機能亢進症と反対の状態になります。寒がりになり、体重は増えます。また、脈拍は徐脈傾向となり、もの忘れが多くなります。高齢者では認知症と間違われることもあります。消化管運動も抑制されるため、便秘傾向になります。妊娠に関しては不育症となり、やはり流産のリスクがあります。

◆引用・参考文献
1）　田上哲也. 甲状腺ホルモンの作用. Modern Physician. 31 (4), 2011, 382-4.
2）　荒田尚子. 潜在性甲状腺機能異常症の妊娠と出産後管理. 日本甲状腺学会雑誌. 6 (2), 2015, 99-103.
3）　Amino, N. et al. Thyroid function during pregnancy. Clin. Chem. 46 (7), 2000, 1015-6.

■玉井秀一・川﨑英二

7 アドレナリン・ノルアドレナリン

1 アドレナリン・ノルアドレナリンの特徴

アドレナリンとノルアドレナリンは、副腎髄質から分泌されるホルモンです。必須アミノ酸の一つであるフェニルアラニンから、チロシンやドーパがつくられ、このドーパが脱炭酸されてドーパミンが生成されます。ドーパミンの構造は、ベンゼン環に隣り合わせで2個の水酸基（OH）をもつカテコールに、アミノ基（アミン）がくっついたものです。ドーパミンに水酸基（OH）が導入されて、ノルアドレナリンとなります。ノルアドレナリン合成に必要な酵素のはたらきをビ

カテコールアミンの合成

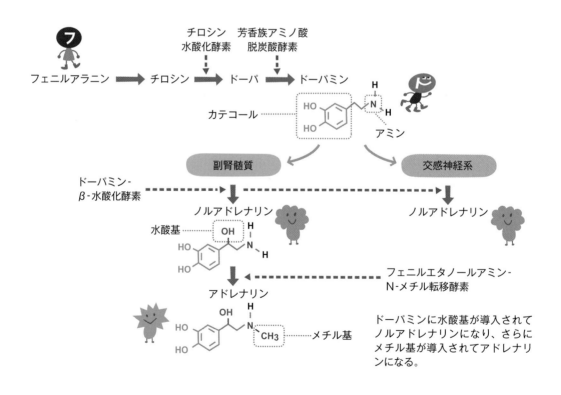

ドーパミンに水酸基が導入されてノルアドレナリンになり、さらにメチル基が導入されてアドレナリンになる。

図1　カテコールアミンの合成

タミン C が助けています。アドレナリンは、副腎に存在するフェニルエタノールアミン -N- メチル転移酵素（phenylethanolamine N-methyltransferase；PNMT）により、ノルアドレナリンにメチル基（CH₃）が導入されてアドレナリンとなります。

　このように、ノルアドレナリンやアドレナリンはカテコールとアミノ基を有することから「カテコールアミン」とも呼ばれています[1]。副腎髄質から分泌されるカテコールアミンの約 80% がアドレナリンであり、残りの大部分はノルアドレナリン、そしてわずかにドーパミンも分泌されます（図1）。

2　アドレナリン・ノルアドレナリンの体内でのはたらき

　副腎髄質ホルモンは、視床下部と延髄にある交換神経中枢によって支配されています。カテコールアミンは、自律神経のバランスが交感神経優位になったときに分泌されます。恐怖、緊張、怒り、悲しみ、寒さ、空腹、激しい運動など、いろいろなストレスにさらされた際に分泌が増加するため、「ストレスホルモン」とも呼ばれています。そのほかに、アドレナリンには肝臓に蓄えられたグリコーゲンを分解して血糖値を上げたり、心拍数を増やすはたらきがあります。

　一方、ノルアドレナリンは末梢血管を収縮させ、血圧を上昇させます。このように、動物が敵から身を守る状態に相当する感覚を全身にもたらすことから、カテコールアミンは **「闘争か逃避 (fight or flight) のホルモン」** とも呼ばれます。カテコールアミンはこれらの作用をもっている

第 **4** 章 エネルギー代謝　**7** アドレナリン・ノルアドレナリン

ホルモンの ミニ知識

「恋をすると痩せる」には医学的根拠あり！？

　女性は恋をすると痩せてきれいになるとよくいわれますね。それは恋愛の「ドキドキ」、つまり緊張感により、ストレスホルモンであるカテコールアミンが分泌され、エネルギー代謝が亢進することが影響していると考えられています。また、恋をして食欲がなくなったという経験をしたことはありませんか？ 恋をするとドーパミンやノルアドレナリンが分泌され、視床下部にある性中枢を刺激します。性中枢の近くには食欲を抑える満腹中枢があり、性中枢が刺激されるとともに満腹中枢も刺激されることで、食欲が抑えられると考えられています。ストレスと聞くと悪いイメージが浮かんでしまいがちですが、恋愛のように体にとってよいストレスもあるのですね。

75

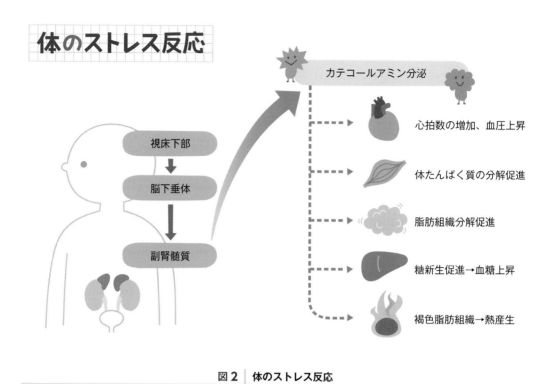

図2 | 体のストレス反応

ため、強心薬として心不全の治療などに用いられています。

　カテコールアミンは栄養素の代謝にもさまざまな変化をもたらします。高度のストレスによってカテコールアミンの分泌が亢進すると、体のたんぱく質の分解が亢進し、窒素出納が負に傾きます。また、脂肪組織では中性脂肪が分解されるため、脂肪酸とグリセロールが動員され、血液中の遊離脂肪酸が増加します。さらには肝臓における糖新生が促進され、褐色脂肪組織では熱産生が高まります。その際、ノルアドレナリンの合成に関与するビタミンCの消費量も増加します。このようにカテコールアミンの分泌が亢進することで体の異化反応が促進され、エネルギー消費が増大します（図2）。

3　アドレナリン・ノルアドレナリンの過不足

　副腎髄質にできる褐色細胞腫という腫瘍からはカテコールアミンが過剰に分泌されるため、それによる循環器系や代謝系を中心としたさまざまな症状が出現します。典型的な症状としては、高血圧 (hypertension)、頭痛 (headache)、発汗過多 (hyperhidrosis)、高血糖 (hyperglycemia)、代謝亢進 (hypermetabolism) があり、褐色細胞腫はこれらの症状の頭文字をとり「5H's disease」とも呼ばれています。エネルギー代謝が亢進するため、痩せ型の患者が多いのが特徴

です[2]。

　一方、カテコールアミンの不足により活力が低下し、うつ病を発症する場合があります。前述したように、必須アミノ酸であるフェニルアラニンはカテコールアミンの材料となるため、フェニルアラニンが抗うつ薬として用いられています。

◆引用・参考文献
1）　杉原多公通. カテコールアミン類とその関連医薬品：構造と代謝経路. 肝胆膵. 72 (5), 2016, 964-7.
2）　鈴木啓悦ほか. "副腎：疾患各論". 内分泌外科標準テキスト. 村井勝ほか編. 東京, 医学書院, 2006, 221-56.

■平山貴恵・川﨑英二

8 アディポネクチン

1 アディポネクチンの特徴

　アディポネクチンは、脂肪細胞から分泌される**アディポサイトカイン**と呼ばれるホルモンの一つで、「脂肪（アディポ）からつくられる接着分子（ネクチン）」に由来しています[1]。アディポネクチンは、ほかのホルモンに比べて血液中の濃度が高く、平均で男性6μg/mL、女性で9μg/mLの血中濃度とされ、4μg/mL以下を「低アディポネクチン血症」といいます[2]。数あるアディポサイトカインのなかでもアディポネクチンは、肥満などで脂肪細胞が肥大すると分泌が低下するといった特徴をもっています（図1）[3]。

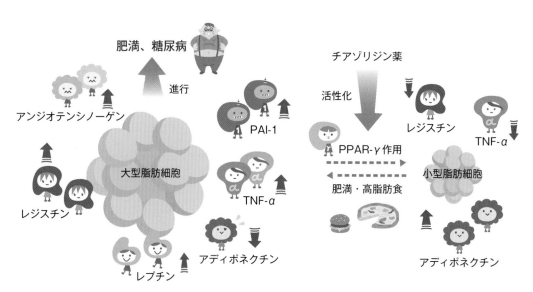

脂肪細胞が大きくなると、
アディポネクチンの分泌が低下し、
そのほかのアディポサイトカインの分泌が増加する。

脂肪細胞が小さくなると、
アディポネクチンの分泌が増加し、
レジスチンやTNF-αの分泌が低下する。

図1 脂肪細胞の大きさとアディポサイトカインの分泌

アディポネクチンはメタボリックシンドロームと深い関連をもっている「善玉アディポサイトカイン」で、いわしや魚油などに多く含まれる n-3 系多価不飽和脂肪酸[4]や、アボカドやオリーブオイルなどの一価不飽和脂肪酸（オレイン酸）などで増え、肥満による内臓脂肪増加、喫煙などで減ることがわかっています[5]。

2　アディポネクチンの体内でのはたらき

1 傷ついた血管の修復

　動脈硬化の進展においては、血管内皮細胞の障害が大きな原因となります。アディポネクチンは、一酸化窒素（NO）合成酵素を活性化して NO 産生を増加させることによる、抗動脈硬化・抗炎症作用があります[6]。

2 インスリン抵抗性の改善

　アディポネクチンはインスリン抵抗性と密接な関係をもち、メタボリックシンドロームによって脂肪細胞が肥大していくと、アディポネクチンの分泌が減少し、レジスチン、腫瘍壊死因子α（tumor necrosis factor-α；TNF-α）、プラスミノーゲン活性化抑制因子（plasminogen activator inhibitor-1；PAI-1）といったアディポサイトカインが増加します。その結果、インスリン抵抗性が増大し血糖値が上がりやすくなります。逆にペルオキシソーム増殖剤活性化レセプター（peroxisome proliferator-activated receptor-γ；PPAR-γ）という物質が活性化されて脂肪細胞が小さくなると、アディポネクチンの分泌が増加し、インスリン抵抗性が改善しま

ホルモンの ミニ知識

アディポネクチンを活性化させる薬剤

　PPAR-γを活性化させ、肥大した脂肪組織の分化、小型化をすすめてアディポネクチンの分泌を促し、インスリン抵抗性を改善させることで血糖値を改善する薬が糖尿病の治療薬として使用されているチアゾリジン薬です。また、PPAR-αを活性化させて中性脂肪を低下させる薬が、高中性脂肪血症の治療薬として使用されているフィブラート系薬です。さらに、アディポ

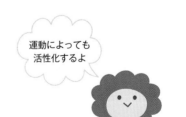

運動によっても活性化するよ

ネクチンと同じように肝臓や骨格筋で AMP キナーゼを活性化させるものには、経口血糖降下薬のメトホルミン塩酸塩のほかに、運動があります。運動をすることでも、アディポネクチンは活性化するのです。

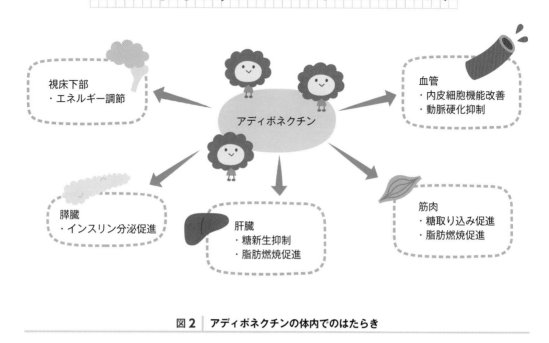

アディポネクチンの体内でのはたらき

視床下部
・エネルギー調節

血管
・内皮細胞機能改善
・動脈硬化抑制

アディポネクチン

膵臓
・インスリン分泌促進

肝臓
・糖新生抑制
・脂肪燃焼促進

筋肉
・糖取り込み促進
・脂肪燃焼促進

図2 アディポネクチンの体内でのはたらき

す。また、アディポネクチンは骨格筋や肝臓にはたらいて AMP キナーゼという細胞への糖の取り込みや、β酸化といった脂肪酸の燃焼を起こす酵素を活性化します[7]。

❸ インスリン分泌促進

また、アディポネクチンは膵島β細胞でも AMP キナーゼを活性化し、これによりβ細胞からのインスリン分泌を促進する作用も認められています（図2）。

3 アディポネクチン分泌の増減による身体への影響

アディポネクチンが増えるとインスリン抵抗性が改善し、血糖改善作用、脂質改善作用、抗動脈硬化作用、抗酸化作用が発揮されます。一方、アディポネクチンが減少するとインスリン抵抗性が増大し、血糖上昇、脂質上昇、血圧上昇、動脈硬化促進の方向にはたらきます。まさに「善玉アディポサイトカイン」の名にふさわしい身体への影響を認めます。

◆引用・参考文献
1) Matsuzawa, Y. et al. Adiponectin and metabolic syndrome. Arterioscler. Thromb. Vasc. Biol. 24 (1), 2004, 29-33.
2) Kumada, M. et al. Association of hypoadiponectinemia with coronary artery disease in men. Arterioscler.

Thromb. Vasc. Biol. 23（1），2003，85-9.

3）Arita, Y. et al. Paradoxical decrease of an adipose-specific protein, adiponectin, in obesity. Biochem. Biophys. Res. Commun. 257（1），1999，79-83.

4）Barbosa, MM. et al. The benefits of ω-3 supplementation depend on adiponectin basal level and adiponectin increase after the supplementation : A randomized clinical trial. Nutrition. 34, 2017, 7-13.

5）Kryfti, M. et al. Effects of smoking cessation on serum leptin and adiponectin levels. Tob. Induc. Dis. 2015, DOI : 10.1186 / s12971-015-0054-7.

6）Cao, Y. et al. Endothelial dysfunction in adiponectin deficiency and its mechanisms involved. J. Mol. Cell. Caridiol. 46（3），2009，413-9.

7）Lin, Z. et al. Adiponectin mediates the metabolic effects of FGF21 on glucose homeostasis and insulin sensitivity in mice. Cell. Metab. 17（5），2013，779-89.

8）Nagasawa, A. et al. Effects of soy protein diet on the expression of adipose genes and plasma adiponectin. Horm. Metab. Res. 34(11-12), 2002, 635-9.

9）Tachibana, N. et al. Beta-conglycinin lowers very-low-density lipoprotein-triglyceride levels by increasing adiponectin and insulin sensitivity in rats. Biosci. Biotechnol. Biochem. 74（6），2010, 1250-5.

■當時久保正之・川﨑英二

ホルモンの ミニ知識

アディポネクチンと大豆の関係

　動脈硬化やがんを抑制し、糖尿病を改善する善玉アディポサイトカインのアディポネクチンが、食品や栄養素によって増加するという報告がなされています。脂肪細胞の肥大化によって産生が低下するアディポサイトカインを増やすには、体重を減らすのがもっとも効果的であるのは誰もがわかっているのですが、もしアディポネクチンを増やす物質がわかれば画期的な薬の開発にもつながる可能性がありますので、以前より研究がなされてきました。そのような食品に大豆たんぱく質があり、なかでも大豆たんぱく質の約4分の1を占める「β-コングリシニン」が有力視されています[8, 9]。ネズミにβ-コングリシニンを食べさせたところ、血糖値や中性脂肪値が低下し、アディポネクチンが増加したとされています[9]。果たしてヒトにおいても大豆製品を食べることで同じような結果が得られるかについては、今後の研究が待ち望まれるところです。

9 ヘパトカイン

1 ヘパトカインの特徴

　ヘパトカインは、肝臓から分泌され全身でさまざまなはたらきを発揮するホルモンの総称で、肝臓由来の（hepatic-）液性因子（kine）という意味から「ヘパトカイン（hepatokine）」と名づけられました。これらは、肥満や脂肪のとりすぎ、あるいはインスリン作用の不足などによって肝臓での産生が高まり、肝臓や筋肉にはたらいてインスリン抵抗性をひき起こしたり、運動の効果を打ち消したりするはたらきをもっています。2010年に金沢大学の研究グループにより発見された、肝臓由来の分泌たんぱく質の一つである**セレノプロテインP**（selenoprotein P；**SeP**）がインスリン抵抗性を悪化させて血糖値を上げることがわかり、ヘパトカインという言葉が提唱されました[1]。その後、leukocyte cell-derived chemotaxin 2（**LECT2**）、fetuin-A、fibroblast growth factor 21（**FGF21**）、angiopoietin-like 4（**ANGPTL4**）などがヘパトカインとして

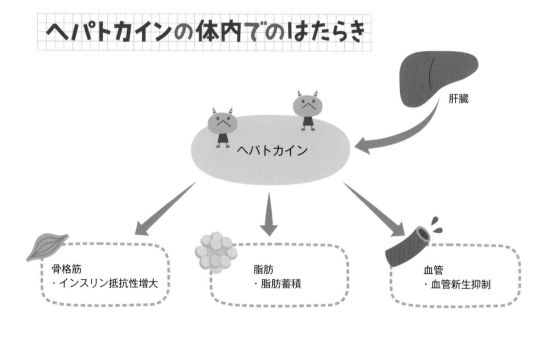

図1 ｜ ヘパトカインの体内でのはたらき

みつかっています[2]。

2 ヘパトカインの体内でのはたらき

1 肥満や高脂肪で産生が増加

　SeP は、高血糖や脂肪のとりすぎで肝臓からの分泌が増えます。LECT2 も、飢餓状態では産生が抑制されていますが、過栄養になるとその抑制が効かなくなって肝臓からたくさん血液中に出てきます。そのため、肥満者や高脂肪食をとる人で多く分泌されています。SeP も LECT2 も、インスリンが効きにくくなるインスリン抵抗性を悪化させるため、血糖値が上がりやすくなってしまいます。インスリン抵抗性の結果、肥満者は糖尿病を代表とする生活習慣病に罹患しやすくなると考えられています。

2 筋肉にインスリン抵抗性を誘導する

　LECT2 は、筋肉にはたらいてインスリン抵抗性を誘導するため、運動によって筋肉のインスリン作用がよくなる効果は、ヘパトカインの産生・分泌調節を介している可能性が高いとされています。また LECT2 は脂肪肝とも関連しており、肝臓に蓄積する脂肪量が多いほど、肝臓および筋肉のインスリン抵抗性が強くなります。

3 血管新生障害発症に寄与

　SeP 産生が増加すると、血管内皮細胞に血管内皮細胞増殖因子（vascular endothelial growth

ホルモンの ミニ知識

運動を行っても、その効果が出ないことがあるの !?

　SeP 血中濃度は、2 型糖尿病や脂肪肝の患者、高齢者で上昇していることが報告されていますが、このような人たちは、SeP が過剰にあるため、運動を行ったにもかかわらず、その効果が起こらない（運動抵抗性）という病態が体のなかで生じているようです。今後、血液中の SeP 濃度を正確に測ることで運動効果が出やすい人と出にくい人を事前に予測したり、SeP の産生を抑える薬や筋肉での受容体である low density lipoprotein receptor-related protein 1 (LRP1) に拮抗する薬を探すことで、運動の効果を高める「運動効果増強薬」の開発につながったりすることが期待されています。

Sep が運動抵抗性に関係しているよ

第4章 エネルギー代謝 9 ヘパトカイン

ヘパトカイン過剰産生と2型糖尿病

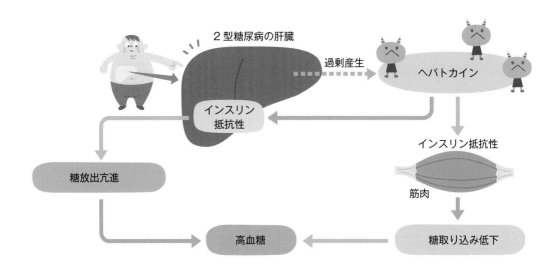

図2　ヘパトカイン過剰産生と2型糖尿病

factor；VEGF）がはたらきにくくなるために、血管新生を抑制することが明らかになりました[3]。血管新生とは、既存の血管から新たな血管をつくって血流を増やすはたらきのある生理現象です。糖尿病患者では血管新生が低下しており、血流の低下に関連して糖尿病性足壊疽や難治性皮膚潰瘍などの合併症が起こることが知られています（図1）。

3　ヘパトカインの過不足

　肝臓は、ブドウ糖を血液中に放出することで直接的に血糖を上昇させるのみならず、各種ヘパトカインを分泌し、末梢組織のインスリン感受性を調整することで全身の糖代謝の恒常性を維持しています[3]。しかし、2型糖尿病患者では、肝臓からのヘパトカインが過剰産生されており、その結果、全身にインスリン抵抗性を起こし、高血糖が発症します。一方、SePなどのヘパトカインが産生できないようにしたノックアウトマウスでは、肝臓や筋肉におけるインスリンのはたらきがよく、脂肪の多い食事を与えても高血糖状態やインスリン抵抗性が起こりにくいことが知られています（図2）[4]。

◆引用・参考文献
1) 御簾博文ほか. ヘパトカイン. 医学のあゆみ. 238 (11), 2011, 1081-2.
2) Lebensztejn, DM. et al. Hepatokines and non-alcoholic fatty liver disease. Acta Biochim. Pol. 63 (3), 2016, 459-67.
3) 御簾博文ほか. 肝由来分泌蛋白"ヘパトカイン"による糖代謝制御. 医学のあゆみ. 251 (7), 2014, 539-42.
4) 石井清朗ほか. 肝臓による全身のインスリン感受性制御. Diabetes Frontier. 26 (3), 2015, 312-6.

■近本直子・川﨑英二

第4章 エネルギー代謝 9 ヘパトカイン

10 マイオカイン

1 マイオカインの特徴

　近年注目を集めているマイオカインは、骨格筋から分泌される物質の総称です。2000年代はじめ、デンマークのペダーセンらにより、運動することで筋肉からさまざまな物質が分泌されることがはじめて提唱され、筋肉由来の（myo-）液性因子（kine）という意味から「マイオカイン（myokine）」と名づけられました[1]。彼らがマイオカインとして同定した物質は、リンパ球から分泌され炎症や免疫反応にかかわるホルモン（サイトカイン）として以前より知られていた**インターロイキン-6**（interleukin-6；**IL-6**）でしたが、同じホルモンが筋肉からも分泌されていることがわかったのです。

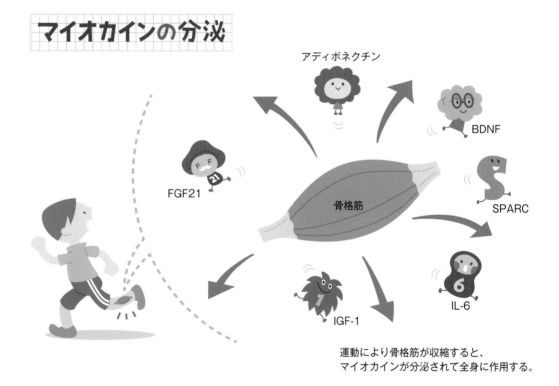

運動により骨格筋が収縮すると、
マイオカインが分泌されて全身に作用する。

図1 マイオカインの分泌

現在では、さまざまな生理活性をもった数十種類の物質がマイオカインとして同定されており、細胞間で情報伝達を行ういろいろなサイトカインや脂肪細胞から分泌される**アディポネクチン**、脳由来の神経栄養因子である brain-derived neutrophic factor（**BDNF**）なども、筋肉から分泌されていることがわかってきました（図1）。

骨格筋は体重の約40％を占めており、ヒトにとって巨大な臓器といえます。そこで行われる物質のはたらきは、体に大きな影響を与えていることが予想されます。運動は、血糖値を下げたり、糖尿病や心血管疾患、がん、認知症、うつ病などのリスクを減らしたりするなど健康維持に欠かせません。しかし、そのはたらきや機序にはまだ未解明な部分も多く、まだ研究途上の分野でもあります[2]。マイオカインはその過程に深くかかわっているのではないかと考えられ、世界中で研究がすすめられています。

2 マイオカインの体内でのはたらき

1 脳機能の改善

マイオカインは脳の神経発達や維持、記憶や学習などの認知機能において重要であり、アルツハイマー型認知症やうつ病の患者の体内では、BDNF が減っていることが知られています。動物

ホルモンのミニ知識

運動だけじゃない！
マイオカインを分泌させる方法

はたしてどのような方法でマイオカインを分泌させることができるのでしょうか。さまざまな研究がすすめられていますが、運動療法では、中等度から高強度のストレス負荷となるような運動で分泌され、またその分泌増加度は運動強度に依存するといわれています[6]。栄養学的には、2型糖尿病患者に限られたものではありますが、n-3系脂肪酸の摂取が BDNF を増加させたという報告が

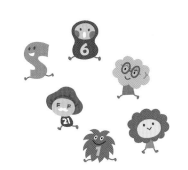

あります[7]。n-3系脂肪酸は多価不飽和脂肪酸で、ヒトの体内ではつくることができないため、食品から摂取する必要がある必須脂肪酸に指定されています。エイコサペンタエン酸（eicosapentaenoic acid；EPA）やドコサヘキサエン酸（docosahexaenoic acid；DHA）は青魚などに多く含まれ、α-リノレン酸（alpha-linolenic acid；ALA）は、しそ油、えごま油、ほうれんそう、チンゲンサイなどに多く含まれます。

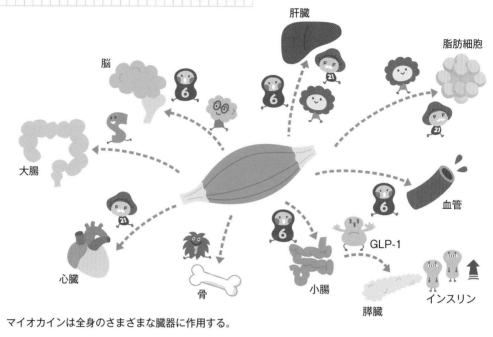

マイオカインの作用部位

肝臓

脂肪細胞

脳

大腸

血管

心臓

骨

小腸

GLP-1

インスリン

膵臓

マイオカインは全身のさまざまな臓器に作用する。

図2 マイオカインの作用部位

モデルでは、BDNF を投与することでうつ状態が改善したという報告もあり、精神疾患や神経変性疾患予防への臨床応用が期待されています。

② 心機能の改善や動脈硬化の予防

Fibroblast growth factor 21（**FGF21**）は絶食時に肝臓から分泌されるホルモン（ヘパトカイン）の一つですが、骨格筋でも分泌されており、抗炎症作用や心筋細胞死の抑制による心保護作用が報告されています。また、脂肪細胞から分泌される善玉アディポサイトカインのアディポネクチンが筋肉からも分泌され、抗炎症作用、インスリン抵抗性改善作用を発揮し、動脈硬化の発症や進展も予防します。

③ 糖脂質代謝の改善

運動をすることで IL-6 が増え、小腸からのグルカゴン様ペプチド-1（glucagon-like peptide-1；GLP-1）や膵ランゲルハンス島β細胞からのインスリン分泌を促進することで、血糖値を改善することが報告されています[3]。BDNF、IL-6、アディポネクチンは脂肪組織での脂肪分解を促進し、筋肉での糖取り込みや肝臓での糖代謝にかかわっています。

④ そのほかのはたらき

　インスリン様成長因子-1（insulin-like growth factor-1；IGF-1）は骨に作用し骨密度を増大させます。また secreted protein acidic and rich in cysteine（SPARC）には、大腸がんの発がん抑制作用が報告されています[4]。そのほか、最近課題となっているサルコペニアの病態にも、マイオカインが関与していることが指摘されています（図2）[5]。

3　マイオカイン分泌の増減による身体への影響

　マイオカインの一つである IL-6 は、骨格筋が収縮すると安静時に比べて100倍も分泌され、筋肉自体へはたらいたり、脂肪組織や肝臓、腸や膵臓などへも作用します。もともと炎症性サイトカインとして知られる IL-6 ですが、骨格筋由来の IL-6 は抗炎症的に作用するともいわれており、状況に応じて異なる役割があることが推測されます。このようにマイオカインは、細胞間や臓器間において、いろいろな経路で複雑な代謝調整を行いながら（クロストーク）、全身の臓器へ影響をおよぼしていると考えられますが、そのはたらきにはまだわからない部分が多くあります。

　骨格筋から分泌される物質が数百種類あるともいわれるなかで、現在マイオカインとして同定されている物質は数十種類であり、これから増えていく可能性があります。健康にかかわる重要な役割を果たしていると考えられ、今後の研究が期待されます。

◆引用・参考文献

1) Steensberg, A. et al. Production of interleukin-6 in contracting human skeletal muscles can account for the exercise-induced increase in plasma interleukin-6. J. Physiol. 529 (1), 2000, 237-42.
2) Pedersen, BK. Muscles and their myokines. J. Exp. Biol. 214 (2), 2011, 337-46.
3) Ellingsgaard, H. Interleukin-6 enhances insulin secretion by glucagon-like peptide-1 secretion from L cells and alpha cells. Nat. Med. 17 (11), 2011, 1481-9.
4) 青井渉. 新規マイオカイン SPARC の可能性：運動による大腸がん予防の解明にむけて. 体力科學. 62 (4), 2013, 263-71.
5) 杉本研. サルコペニアにおける骨格筋ミトコンドリア機能と Myokine の意義. 日本老年医学会雑誌. 49 (2), 2012, 199-202.
6) Cabral-Santos, C. et al. Inflammatory cytokines and BDNF response to high-intensity intermittent exercise : effect the exercise volume. Front. Physiol. 7, 2016, 509.
7) Ansari, S. et al. Assessing the effect of omega-3 fatty acids supplementation on serum BDNF (Brain derived Neurotrophic factor) in patients with type 2 diabetes : a randomized, double-blind, placebo-controlled study. Int. Res. J. Appl. Basic Sci. 10 (4), 2016, 380-3.

■相良陽子・川﨑英二

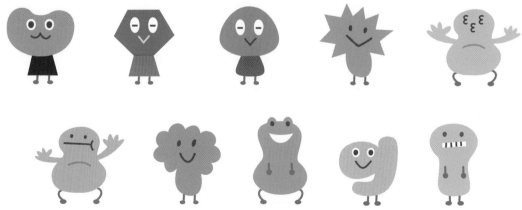

第5章

5

ミネラル代謝

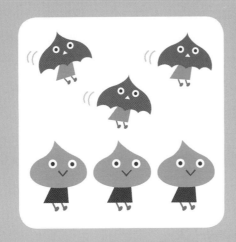

1 カルシトニン

1 カルシトニンの特徴

　甲状腺は濾胞という小単位によってできており、甲状腺ホルモンはその濾胞の周りにある濾胞上皮細胞から分泌されます。一方、カルシトニンはおもに濾胞上皮細胞の近くにある**C 細胞**（calcitonin cell、**傍濾胞細胞**）と呼ばれる細胞から分泌されて血液中に流れこみます。C 細胞は甲状腺全体の約 0.1% を占めており、甲状腺全体に分布していますが、そのなかでも甲状腺の上部 3 分の 1 に多く存在しています[1]。

　カルシトニンは、32 個のアミノ酸からなる分子量 3,600 のペプチドホルモンで、血液中のカルシウムやカルシウムイオンと非常に密接な関係があります。1963 年にヒルシュにより発見さ

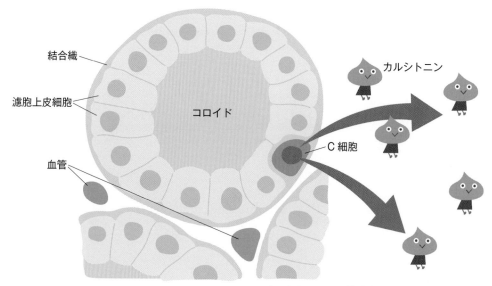

カルシトニンの分泌

結合織

濾胞上皮細胞

コロイド

血管

カルシトニン

C 細胞

カルシトニンは甲状腺濾胞の C 細胞から分泌される。

図 1 ┃ カルシトニンの分泌

れ、カルシウムの緊張（tonus あるいは tone）を調節するという意味で名づけられたようです。カルシウムと密接な関係をもっているホルモンにはほかに副甲状腺ホルモン（パラソルモン）がありますが、カルシトニンはパラソルモンと相反するはたらきをもっています。カルシトニンは、血液中のカルシウム濃度を下げるはたらきがあり、血液中にカルシウムが増えるとネガティブフィードバックにより分泌が促進されます（図1）。

2　カルシトニンの体内でのはたらき

　骨や歯のおもな成分であるカルシウムは、99%が骨や歯などに存在していますが、1%はカルシウムとして血液中や筋肉などに存在します。C 細胞には血液中のカルシウム濃度を感知する受容体があり、高カルシウム血症になると C 細胞内でプロカルシトニンからカルシトニンが合成され、血液中に分泌されて血液中のカルシウム濃度を下げます。

　血液中のカルシウムはおもに食事による腸管からの吸収、骨代謝、腎臓からの排泄によって調整されていますが、カルシトニンはこれらを調節してカルシウム濃度を下げるようにはたらきます（図2）[2]。

　カルシトニンの代表的なはたらきは以下の 4 つです。①食事に含まれるカルシウムの腸管からの吸収を抑制し、血液中のカルシウム濃度が上昇しないようにはたらく。②骨代謝に関しては、骨を壊す破骨細胞のはたらきを抑え、骨から血液中へのカルシウムの放出を抑制する（骨吸収の抑制）。③骨芽細胞・骨細胞のはたらきを活性化させることにより、血液中から骨へのカルシウムの移動を促進する（骨新生の促進）。④腎臓にはたらき尿へのカルシウム排泄を促進すると同時

ホルモンの ミニ知識

カルシトニン製剤

　カルシトニンは魚類にも認められますが、魚類のカルシトニンは哺乳類のカルシトニンより 100 〜 1,000 倍強い作用があるといわれています。魚類のカルシトニンには不明な点が多いのですが、海中のカルシウム濃度の高さや生殖生理に関係があるといわれています。骨粗鬆症の治療・鎮痛目的としてカルシトニン製剤が使われることがありますが、カルシトニン製剤はさけやうなぎのカルシトニンからできています。

カルシトニン製剤はさけやうなぎのカルシトニンからできているよ

カルシトニンによるカルシウムの調節

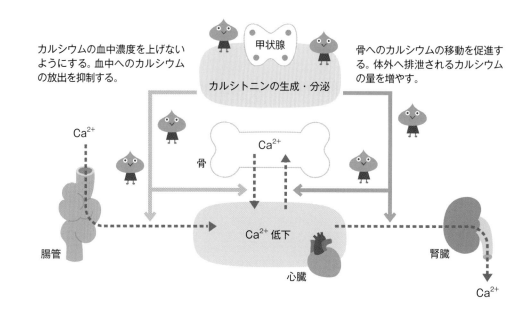

カルシウムの血中濃度を上げないようにする。血中へのカルシウムの放出を抑制する。

甲状腺

カルシトニンの生成・分泌

骨へのカルシウムの移動を促進する。体外へ排泄されるカルシウムの量を増やす。

Ca^{2+}

骨

Ca^{2+}

Ca^{2+} 低下

腸管

心臓

腎臓

Ca^{2+}

図2 カルシトニンによるカルシウムの調節

に、腎臓における体内へのカルシウムの再吸収を抑制することにより、体外へ排泄されるカルシウムの量を増やす。

そのほか、とくに骨粗鬆症における鎮痛作用や胃酸分泌の抑制作用があることも知られています。

また、がん胎児性抗原（carcinoembryonic antigen；CEA）とともに、甲状腺髄様がんや甲状腺髄様がんを併発する多発性内分泌腫瘍症（multiple endocrine neoplasia；MEN）2型の腫瘍マーカーとして非常に有用です[3]。

しかし、持続する高カルシウム血症や慢性甲状腺炎などにより、C細胞が過形成になったり、前述のがん以外の悪性腫瘍があったり、腎不全の状態では、カルシトニンの値はがんではないのに高くなる（偽陽性）ことがあります。

3 カルシトニン分泌の増減による身体への影響

前述のように、カルシトニンは、カルシトニン自身が増加することで血液中のカルシウムを減

らすというよりも、血液中のカルシウムが増えることでそれを減少させるために分泌されます。よって、何らかの理由で血液中のカルシウムが高値になる状態、たとえば、女性ホルモン（エストロゲン）の低下やパラソルモンの分泌亢進などで骨代謝のバランスが崩れてうまく機能せずに骨粗鬆症になっている場合や、悪性腫瘍により骨が破壊されて高カルシウム血症になっている場合などは、血液中のカルシトニンは上昇しているはずです。しかし、カルシトニンは半減期が非常に短いため、カルシトニンの値が高い状態が続かないこともあります。

　逆にカルシウムの摂取不足があったり、パラソルモンのはたらきが悪かったり、尿からのカルシウム排泄が多かったりして血液中のカルシウムが少ない場合は、カルシトニンは低値となります。

◆引用・参考文献

1) Wolfe, HJ. et al. Distribution of calcitonin-containing cells in the normal adult human thyroid gland : a correlation of morphology with peptide content. J. Clin. Endocrinol. Metab. 38 (4), 1974, 688-94.
2) 宮内昭. カルシトニン. Medical Technology. 19 (3), 1991, 250-1.
3) Miyauchi, A. et al. Relation of doubling time of plasma calcitonin levels to prognosis and recurrence of medullary thyroid carcinoma. Ann. Surg. 199 (4), 1984, 461-6.

■玉井秀一・川﨑英二

2 パラソルモン

1 パラソルモンの特徴

甲状腺の両葉の背面に付着するように上下に2対、黄褐色をした合計4つの米粒大の大きさの**副甲状腺**があります。この副甲状腺から産生される副甲状腺ホルモンをパラソルモンといいます。

副甲状腺は、1850年にオーウェンによってロンドン動物園のインドサイの解剖中に発見されたもので、上皮小体とも呼ばれます。1つの副甲状腺の重さは約30〜40mgと人体中では最小の（内分泌）臓器で、4つで100〜150mgと甲状腺の10分の1程度の重さになります。通常は4つですが、5つ以上（5〜20%）といった過剰腺や、食道の背側、甲状腺のなか、縦隔内といった位置異常もまれに認められます。

パラソルモンは、84個のアミノ酸からなる分子量8,500のペプチドホルモンで、おもに血液

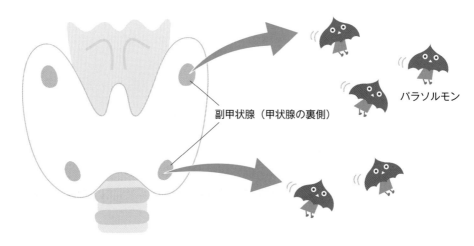

パラソルモンの分泌

副甲状腺（甲状腺の裏側）

パラソルモン

パラソルモンは甲状腺両葉の背面に位置している副甲状腺から分泌される。

図1 パラソルモンの分泌

中のカルシウムを増加させ、カルシトニンとは相反するはたらきをもっています。このカルシトニンとのバランスによって、血液中のカルシウム濃度を一定に保つようにはたらきかけます。副甲状腺の細胞には血液中のカルシウム濃度を感知するカルシウム感知受容体（calcium sensing recepter；CaSR）があり、これを介するフィードバックによってパラソルモンの分泌が促進されたり、抑制されたりします（図1）[1]。

2 パラソルモンの体内でのはたらき

　血液中のカルシウムはおもに食事による腸管からの吸収、骨代謝、腎臓からの排泄によって調整されています。パラソルモンはこれらを調節して、血液中のカルシウム濃度を上げるようにはたらきます。パラソルモンの代表的なはたらきは以下の3つです。

　①破骨細胞のはたらきを活性化させることにより、骨から血液中へのカルシウムの移動を促進する（骨吸収の促進）。②腎臓の遠位尿細管に作用し、カルシウムの再吸収を促す。また、近位尿細管に作用し、活性型ビタミンDの産生を増やし、リンの再吸収を抑える。③活性型ビタミンDには腸管からのカルシウムの吸収を促進するはたらきがあるため、結果的にパラソルモンによって増加した活性型ビタミンDにより、食事でとったカルシウムの腸管からの吸収が促される。

　以上のようにして血液中のカルシウム濃度を上げるようにはたらき、血液中のカルシウム濃度が上昇するとパラソルモンの分泌が低下し、血中カルシウム濃度が低下するとパラソルモンの分

ホルモンの ミニ知識

副甲状腺機能亢進症による骨粗鬆症と副甲状腺ホルモン製剤

　骨粗鬆症は高齢女性に多い病気です。その原因はさまざまですが、本文で述べたように、副甲状腺機能亢進症は骨粗鬆症の原因の一つです。副甲状腺機能亢進症により骨吸収が促進され骨がスカスカの状態になることがありますが、骨密度の低下がすすむと、（圧迫）骨折のリスクが上昇します。治療法は食事療法、運動療法をはじめ、薬剤による治療もありますが、その薬剤のなかに副甲状腺ホルモン

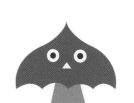

製剤があります。一見矛盾する治療法のようですが、副甲状腺ホルモンが持続的に分泌されていると骨吸収が促進される一方、断続的に分泌される（分泌されたりされなかったりをくり返す）場合は、骨吸収よりも骨形成が優位になることを利用した治療法です。

パラソルモンによるカルシウムの調節

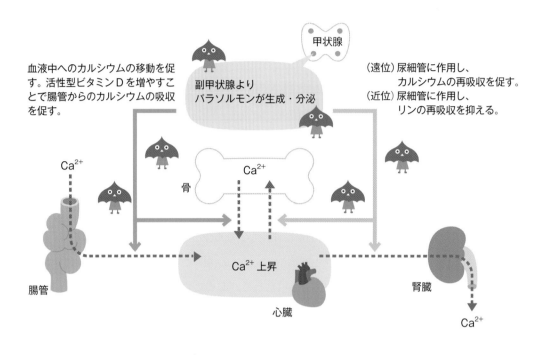

血液中へのカルシウムの移動を促す。活性型ビタミンDを増やすことで腸管からのカルシウムの吸収を促す。

甲状腺

副甲状腺より
パラソルモンが生成・分泌

（遠位）尿細管に作用し、
　　　　カルシウムの再吸収を促す。
（近位）尿細管に作用し、
　　　　リンの再吸収を抑える。

Ca²⁺

骨

Ca²⁺

Ca²⁺上昇

腸管

心臓

腎臓

Ca²⁺

図2 ｜ パラソルモンによるカルシウムの調節

泌が上昇し、血液中のカルシウム濃度が一定に保たれます（図2）。

3　パラソルモン分泌の増減による身体への影響

　パラソルモンが増加する病気を副甲状腺機能亢進症といいます。副甲状腺機能亢進症には、おもに副甲状腺そのもののはたらきが亢進してパラソルモンの産生を促進する原発性副甲状腺機能亢進症と、血液中のカルシウムが減少することによって副甲状腺が持続的に刺激され、結果的に副甲状腺機能が亢進状態となる続発性（二次性）副甲状腺機能亢進症があります。

　原発性副甲状腺機能亢進症は、日本では2,000～3,000人に1人の割合で、男女比は1：3と女性に多い（とくに中年女性）といわれています。続発性副甲状腺機能亢進症は、たとえば腎不全の患者では、リンの腎臓での排泄が低下して血液中にリンがたまることによってカルシウムが減少したり、腎臓でビタミンDが活性化されないために腸管からのカルシウムの吸収が低下し、血液中のカルシウム濃度が低下することによって起こります。

どちらもパラソルモンが増加することで血液中のカルシウム濃度は正常〜高値となり、先に述べたように血液中のカルシウム濃度を上げる要因として骨吸収が促進され、骨粗鬆症といった軽度のものから頭蓋骨の骨膜下吸収像まで幅広い骨病変を認めます[2]。また、血液中のカルシウム濃度が上昇することで高カルシウム尿症となり、尿路結石を認めます。さらに、高カルシウム血症による倦怠感、口渇、多尿、便秘、イライラなどの症状を認める場合もあります。

　これに対し、パラソルモンの分泌が低下したり、作用不全により血液中のカルシウム濃度が低下する病気を副甲状腺機能低下症といいます。原因にはさまざまなものがありますが、発生異常、遺伝的なもの、術後性のもの、悪性疾患の副甲状腺への浸潤などがおもなものです[3]。副甲状腺機能低下症になると、血液中のカルシウム濃度は低下し、低カルシウム血症の症状が出現します。急性期の場合は、テタニー、けいれん、意識障害などが起こります。

◆引用・参考文献
1) Brown, EM. et al. Extracellular calcium sensing and extracellular calcium signaling. Physiol. Rev. 81 (1), 2001, 239-97.
2) Nakaoka, D. et al. Prediction of bone mass change after parathyroidectomy in patients with primary hyperparathyroidism. J. Clin. Endocrinol. Metab. 85 (5), 2000, 1901-7.
3) Bilezikian, JP. et al. Hypoparathyroidism in the adult : epidemiology, diagnosis, pathophysiology, target-organ involvement, treatment, and challenges for future research. J. Bone. Miner. Res. 26 (10), 2011, 2317-37.

▓玉井秀一・川﨑英二

3 オステオカルシン

1 オステオカルシンの特徴

　骨では、骨をつくる骨芽細胞と骨を壊す破骨細胞によって絶え間なくリモデリングが行われています。これらのバランスがくずれることで生じる骨粗鬆症は、骨折のリスクとしてだけではなく、心血管病の増悪にも関連していることが認識されてきています[1]。また、骨がホルモンを分泌する内分泌器官であることもあきらかにされ、注目を集めています。その代表的なホルモンがオステオカルシンです。オステオカルシンは 49 個のアミノ酸からなる分子量 5,500 のたんぱく質で、その名前は、osteo（骨）と calcin（カルシウム）からなっています。

　オステオカルシンは、骨をつくる役割を担っている骨芽細胞でつくられ、3 ヵ所のグルタミン

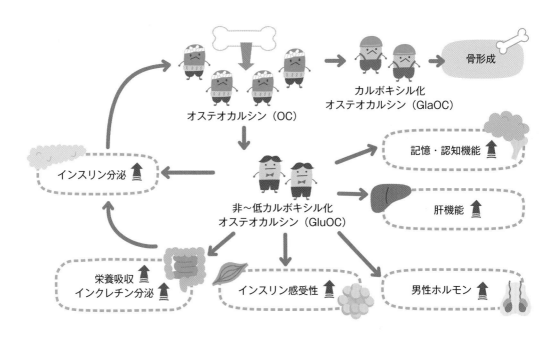

オステオカルシンの体内でのはたらき

図1 ┃ オステオカルシンの体内でのはたらき

残基がビタミンKの存在下にγ-カルボキシル化されてカルボキシル化オステオカルシン（GlaOC）となり、ヒドロキシアパタイトと強固に結合して骨に埋め込まれますが、一部は血液中を循環しています。血液中にはもう一つ、非〜低カルボキシル化状態のオステオカルシン（GluOC）も循環しており、ホルモンとしての活性をもっているのはこちらです[2]。

2 オステオカルシンの体内でのはたらき

1 糖・エネルギー代謝

　オステオカルシンは、骨から分泌された後、膵ランゲルハンス島β細胞に直接はたらき、インスリン分泌を促すことが知られています。また、腸管ではブドウ糖などの栄養吸収を促進するとともに、インクレチンのグルカゴン様ペプチド-1（glucagon-like peptide-1；GLP-1）の分泌を促すことも報告されています[3]。つまり、オステオカルシンによるインスリン分泌亢進にはGLP-1による間接的な作用も関係しているようです。一方、β細胞から分泌されたインスリン自身も骨（骨芽細胞）にはたらいてオステオカルシンの産生を促します。このように、骨と膵臓、腸管が糖・エネルギー代謝のループを形成し、糖代謝を調節しているのです[4]。

2 神経細胞の結合を維持し、記憶・認知機能を改善させる

　オステオカルシンの脳神経に対する作用は、オステオカルシンを欠損させたマウスにおける認

ホルモンの ミニ知識

オステオカルシンを増やすには運動が効果的！

　オステオカルシンの分泌を増やすには、骨に外部から刺激が加わること、つまり運動がもっとも効果的であることが知られています。アスリートと非アスリートに30分のエルゴメータ運動をさせてオステオカルシンの血中濃度を測定した研究では、アスリートは非アスリートに比べて運動前からオステオカルシンが高いことが、また、非アスリートが運動直後にピークになり1時間後には元のレベルに戻ったのに対し、アス

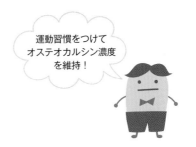

運動習慣をつけてオステオカルシン濃度を維持！

リートでは運動1時間後でも上昇し続けることがわかりました[9]。最近、自宅でも簡単にできる「ミニジャンプ」や「かかと落とし」、あるいは「なわとび」を1日50回行い、毎日骨に刺激を与えるとオステオカルシンの分泌が増えることが、テレビ番組で放送されました。運動習慣をつけておくことも、高いオステオカルシン濃度を維持するためには重要なようですね。

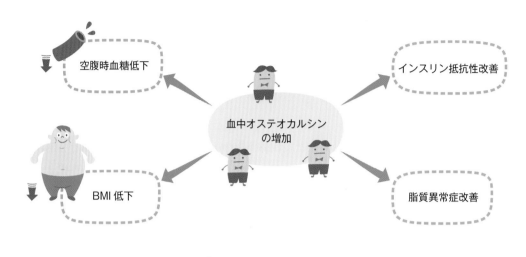

図2 血中オステオカルシンの増加

知行動異常からみつかっています [5]。血中のオステオカルシンが脳へ移行し、記憶や認知機能に関連する神経伝達物質の産生に影響を与えるようです。

③ 肝細胞の代謝・肝機能を向上させる

オステオカルシンには、脂肪細胞からのアディポネクチン産生を促すはたらきもあります。その結果、高脂肪食を食べているにもかかわらず、インスリン感受性や耐糖能が改善し、脂肪肝が改善することが動物実験で証明されています [6]。

④ 男性ホルモンを増やし生殖能力を高める

女性ホルモンのエストロゲンが骨の成長やメンテナンスに重要であることはよく知られていますが、男性ホルモンのテストステロンも骨に対して直接的に有益なはたらきをもつことがわかってきました [7]。オステオカルシンはテストステロンの産生を促し、生殖能力を高めることが報告されています（図1）[8]。

3 オステオカルシンの過不足

ヒトを対象とした疫学調査で、血中オステオカルシンが増えると空腹時血糖やBMIが低下し、インスリン抵抗性や脂質異常症の改善がみられることが報告されています（図2）[10]。これは、オステオカルシンの血中濃度を上昇させると、肥満や脂質代謝が改善する可能性があることを示唆

しています。実際に、マウスに週3回、3ヵ月間オステオカルシンを服用させると、空腹時血糖の低下、耐糖能の改善、膵島β細胞の増殖とインスリン分泌の増加、生殖腺白色脂肪の減少や小型化がみられ[11]、これらの効果の大部分が小腸から分泌されるGLP-1や脂肪からのアディポネクチンによるものであることが示されています。2型糖尿病患者ではGLP-1やアディポネクチンの分泌量が少なく、そのはたらきも弱まっているため、オステオカルシンが治療薬として使用できる可能性もあると思われます。

　一方、骨粗鬆症患者では、骨を吸収する破骨細胞の活性化によって血中のオステオカルシンが増え、逆に骨吸収抑制作用があるビスホスホネート（BP製剤）という骨粗鬆症治療薬の服用では減少すること[12]が報告されていますが、糖代謝との関連についてはまだ一定の結果が得られていません。

◆引用・参考文献
1) 稲葉雅章. 心血管リスクとしての骨粗鬆症：骨からのリン・カルシウム放出を考慮して. 日本臨床内科医会会誌. 32（5）, 2018, 683-6.
2) Mizokami, A. et al. Osteocalcin and its endocrine functions. Biochem. Pharmacol. 132, 2017, 1-8.
3) Mizokami, A. et al. Osteocalcin induces release of glucagon-like peptide-1 and thereby stimulates insulin secretion in mice. PLoS. One. 8（2）, 2013, e57375.
4) 溝上顕子ほか. オステオカルシンとインスリン分泌. 日本薬理学雑誌. 145（4）, 2015, 201-5.
5) Patterson-Buckendahl, P. et al. Decreased sensory responses in osteocalcin null mutant mice imply neuropeptide function. Cell. Mol. Neurobiol. 32（5）, 2012, 879-89.
6) Brennan-Speranza, TC. et al. Osteocalcin：an osteoblast-derived polypeptide hormone that modulates whole body energy metabolism. Calcif. Tissue Int. 96（1）, 2015, 1-10.
7) 井上大輔. 性ホルモンと骨代謝. 分子リウマチ治療. 10（3）, 2017, 149-52.
8) Oury, F. et al. Endocrine regulation of male fertility by the skeleton. Cell. 144（5）, 2011, 796-809.
9) Nishiyama, S. et al. Differences in basal and postexercise osteocalcin levels in athletic and nonathletic humans. Calcif. Tissue Int. 43（3）, 1988, 150-4.
10) Ferron, M. et al. Regulation of energy metabolism by the skeleton：osteocalcin and beyond. Arch. Biochem. Biophys. 561, 2014, 137-46.
11) Otani, T. et al. Signaling pathway for adiponectin expression in adipocytes by osteocalcin. Cell. Signal. 27（3）, 2015, 532-44.
12) Schafer, AL. et al. Change in undercarboxylated osteocalcin is associated with changes in body weight, fat mass, and adiponectin：parathyroid hormone（1-84）or alendronate therapy in postmenopausal women with osteoporosis（the PaTH study）. J. Clin. Endocrinol. Metab. 96（12）, 2011, E1982-9.

■川﨑英二

4 レニン・アルドステロン

1 レニン・アルドステロンの特徴

　レニンは 340 個のアミノ酸からなり、腎臓の糸球体に接した傍糸球体装置にある細胞から放出される**たんぱく質分解酵素**です。1898 年、ティゲルシュテットらはウサギの腎臓の水抽出液と高血圧の関連を指摘し、その原因の物質をレニンと命名しました[1]。一方、アルドステロンは1952 年にシンプソンとテートによって発見されました。副腎皮質から分泌されるステロイドホルモンで、ステロイド骨格と特徴的なアルデヒド基を有することからアルドステロンと命名されました[2]。レニンとアルドステロンはお互い密接に関係して調節されているため、これら 2 つのホルモンは切っても切れない関係にあり、レニン・アルドステロン系と呼ばれています。

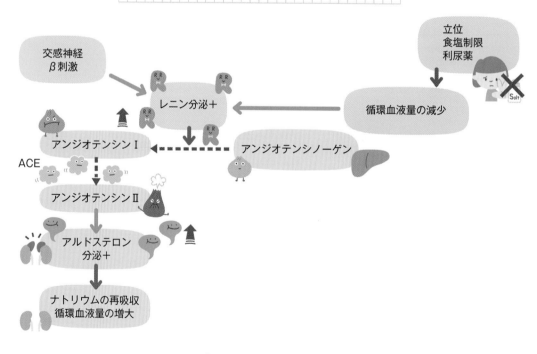

図1 ｜ レニン・アルドステロンの分泌

② レニン・アルドステロンの体内でのはたらき

① レニンのはたらき

　血圧の低下や食塩制限、立位、利尿薬などで循環血液量が減少したり、交感神経の刺激によって傍糸球体細胞が腎血流量の低下を感知すると、レニンが産生・分泌されます。レニンは肝臓で産生されたアンジオテンシノーゲンを分解してアンジオテンシンⅠに変化させ、さらにアンジオテンシンⅠは肺毛細血管に多く存在する**アンジオテンシン変換酵素**（angiotensin converting enzyme；**ACE**）によって、より強力なはたらきをもつアンジオテンシンⅡに変化します。そしてアンジオテンシンⅡが血流に乗って副腎皮質にたどり着き、アルドステロンの分泌を促します[3]。

② アルドステロンのはたらき

　アルドステロンは腎臓の遠位尿細管にはたらきかけ、ナトリウムと水の再吸収を促し、カリウムイオンと水素イオンの分泌を増やします。このようにして、血圧や体液量を維持しようとしています。再吸収されたナトリウムイオンは血中へと移行するので、結果的に血中のナトリウム濃度を上げ、循環血液量を増やすようにはたらきます。よって、血圧の低下や低食塩食、交感神経刺激はレニンの分泌刺激になっています。血圧が低くなったときは、交感神経が血圧を上げようとはたらくので、結果的に血圧を上げることができます。また、カリウムイオンの分泌促進は低カリウム血症をひき起こします。水素イオンの分泌はアルカローシスをもたらします（図1）[3]。

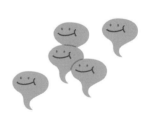

ホルモンの ミニ知識

アルドステロン・ブレイクスルー現象

　高血圧や心不全の治療に対するレニン・アンジオテンシン系阻害薬の有効性は、多くの臨床成績で証明されています。しかし、ACE阻害薬およびアンジオテンシンⅡ受容体拮抗薬（angiotensin Ⅱ receptor blocker；ARB）を慢性的に使用していると、その降圧効果がアルドステロンの再上昇とともに減弱することがあり、それはアルドステロン・ブレイクスルー現象として知られています。このアルドステロンの上昇で、血圧や電解質に変化を生じることはないとされますが、体液量や電解質平衡に影響を与えないレベルの変化であってもアルドステロンは心血管系や腎臓に直接作用し、臓器障害を来します。アルドステロンは心血管作用に酸化ストレスを誘導するといわれており、この作用は高食塩下で強くはたらくことから、減塩指導と同時にアルドステロン拮抗薬を投与するのが合理的な治療とされています[4]。

レニン·アルドステロンの過不足

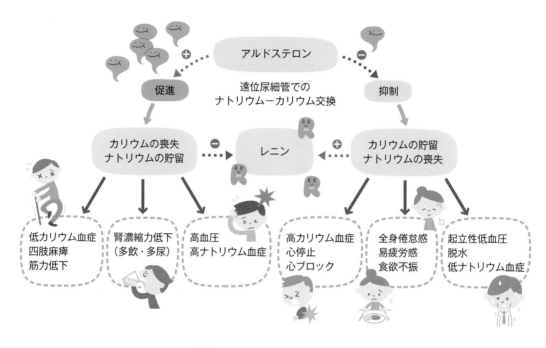

図2 ┃ レニン・アルドステロンの過不足

3 レニン・アルドステロンの過不足

1 レニン・アルドステロンの過剰

　レニンの分泌が増えた結果、アルドステロンの分泌が増えると、遠位尿細管でナトリウムとカリウムの交換が促進されるため、体内からカリウムが失われ、逆にナトリウムがたまります。低カリウム血症では細胞膜の興奮が起こりにくくなるため、筋力の低下や四肢の麻痺が起こります。また、腎臓で尿の濃縮力が低下し、うすい尿が大量に排泄されます。体から水分が失われていくので、血液が濃くなり、のどの渇きを感じ、水分をたくさん摂取する多飲状態になります。また、低カリウム血症によりインスリンの分泌が抑制されます。カリウムとブドウ糖は一緒に細胞内へ移動するので、低カリウム血症では、ブドウ糖とうまくペアがつくれず、細胞内へのブドウ糖の取り込みが低下して高血糖が生じます。体内にナトリウムがたまる（高ナトリウム血症）と循環血液量が増加するため、高血圧や頭痛が生じます。さらに、体液貯留をもたらすと同時に心筋・血管障害をひき起こし、心不全を起こします。水素イオンの排泄増加によりアルカローシスにな

106

ると、血中の遊離カルシウムが減少し、テタニー（筋肉のけいれん）が起こります[3]。

❷ レニン・アルドステロンの不足

　レニンの分泌が低下した結果、アルドステロンの分泌が低下すると、遠位尿細管でナトリウムとカリウムの交換が抑制され、ナトリウムの再吸収とカリウムイオンと水素イオンの分泌を低下させ、低ナトリウム血症や高カリウム血症、アシドーシスになります。食塩を喪失することになるため、脱水、循環不全、全身倦怠感、食欲不振、易疲労感、起立性低血圧などが出現します。高カリウム血症が起こると心臓の刺激伝道系の異常により心停止、心ブロックが起こる可能性があります。また、アシドーシスを呼吸性に代償しようとして、過換気症候群を起こすこともあります（図2）[3, 5]。

◆引用・参考文献
1) Tigerstedt, R. et al. Niere und Kreislauf. Skand. Arch. Physiol. 8 (1), 1898, 223-71.
2) Simpson, SA. et al. Secretion of a salt-retaining hormone by the mammalian adrenal cortex. Lancet. 2 (6727), 1952, 226-8.
3) 五幸恵. 病態生理できった内科学 Part2：腎・内分泌疾患. 東京, 医学教育出版社, 1994, 309p.
4) 宮森勇. アルドステロンブレイクスルー現象：アルドステロンは RAS 系のブースター. 医学のあゆみ. 228 (5), 2009, 573-6.
5) 福地総逸. 選択的低アルドステロン症の臨床. 日本内分泌学会雑誌. 73 (3), 1997, 423-9.

■中野優子・川﨑英二

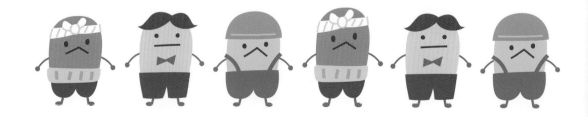

第**6**章

水・電解質代謝

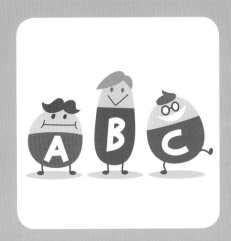

1 バソプレシン（抗利尿ホルモン、ADH）

1 バソプレシンの特徴

　バソプレシンは**抗利尿ホルモン**（antidiuretic hormone；**ADH**）とも呼ばれるペプチドホルモンで、システイン（Cys）－チロシン（Tyr）－フェニルアラニン（Phe）－グルタミン（Gln）－アスパラギン（Asn）－システイン（Cys）－プロリン（Pro）－アルギニン（Arg）－グリシン（Gly）の9個のアミノ酸からなり、脳下垂体後葉から分泌されます。このホルモンは脳にある視床下部でつくられ、神経線維を伝わって脳下垂体後葉に集められます。また、バソプレシンは名前の由来である vaso（血管）＋ press（圧迫）＋ in（物質）が示すように血圧上昇ホルモンとも呼ばれ、レニン・アンジオテンシン・アルドステロン系と同様に、体液の調節を行っています。つまりバソプレシンは、利尿を抑えると同時に、血管を収縮させる昇圧作用ももっている

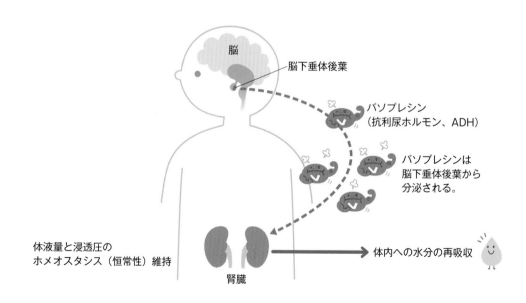

図1 │ バソプレシンの分泌

ホルモンです。ヒトを含む多くの動物のバソプレシンはアルギニンバソプレシン（arginine vasopressin；AVP）ですが、豚ではリジンバソプレシン（lysine vasopressin；LVP）、鳥ではアルギニンバゾトシン（arginine vasotocin；AVT）です[1]。

　バソプレシンは、腎臓の集合管に作用して、強い抗利尿作用を発揮する尿量調節ホルモンと認識されていますが、その本質は血液の浸透圧を調節するはたらきにあります。そのため、何らかの原因で血液の浸透圧が上昇すると摂食中枢にも指令を送り、水分摂取を促すとともに、食塩摂取を減らすよう指示を出し、血液中の水分量を増やすことでナトリウム濃度を下げようとします。

　バソプレシンの脳下垂体後葉からの分泌には種々の因子が関係し、神経伝達物質、サイトカイン、さまざまなホルモン、血漿浸透圧の上昇、循環血液量の減少、血圧低下、ビンクリスチン硫酸塩（抗がん薬）やクロフィブラート（脂質異常症治療薬）、クロルプロパミド（糖尿病治療薬）、カルバマゼピン（抗てんかん薬）、抗うつ薬などの薬剤、悪心、嘔吐、痛み、ストレス、手術、妊娠、喫煙などにより分泌が増加します。一方、血漿浸透圧の低下、循環血液量の増加、アルコール、フェニトイン（抗てんかん薬）などにより分泌が抑制されます（図1）[1]。

2　バソプレシンの体内でのはたらき

　バソプレシンは脳下垂体後葉ホルモンとして、体液および循環系のホメオスタシス（恒常性）維持に重要な役割を果たしています。バソプレシンの受容体には、V1a、V1b および V2 受容体

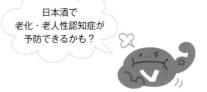

ホルモンの ミニ知識

日本酒は学習・記憶能力を改善して老化・老人性認知症を予防するの？

　人の学習機能は、大脳の神経伝達物質であるバソプレシンの神経伝達によって行われています。記憶障害は、このバソプレシンが正常にはたらかなくなると起こります。2000 年に今安らの研究グループによって、清酒から健忘症に有効な活性物質が発見されました[2]。清酒から発見されたペプチド（プロリン特異性酵素）は脳に広く存在しており、バソプレシンなどを調節して学習・記憶能力を改善することがわかっています。飲酒者の脳血管性認知症とアルツハイマー型認知症の発症リスクは非飲酒者と比べ低いと報告されているため[3]、病状に応じて適量さえ守れば、老化・老人性認知症を予防できるかもしれません。

　日本酒で老化・老人性認知症が予防できるかも？

バソプレシンの過不足

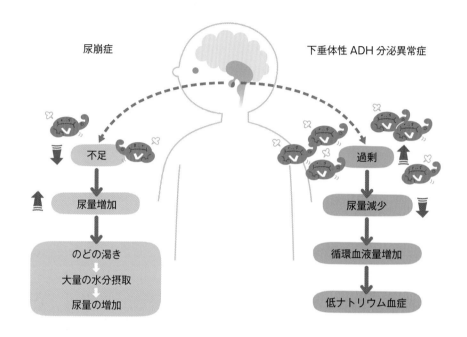

尿崩症　　　　　　　　　　　　　　　　　　下垂体性 ADH 分泌異常症

不足

尿量増加

のどの渇き
↓
大量の水分摂取
↓
尿量の増加

過剰

尿量減少

循環血液量増加

低ナトリウム血症

図 2 ｜ バソプレシンの過不足

の 3 つのサブタイプがあります。それぞれ体のなかにおける局在が異なっており、V1a 受容体は血管平滑筋、肝臓および中枢神経に分布しており、中枢神経ではとくに中隔、大脳皮質および海馬に多く、学習や記憶、正常血圧の維持および肝臓のグリコーゲン分解に関与すると考えられています。V1b 受容体は脳下垂体、大脳皮質、扁桃体および海馬などに分布しており、**副腎皮質刺激ホルモン**（adrenocorticotropic hormone；**ACTH**）放出に関与していることが示唆されています。一方、V2 受容体は腎臓に多く分布しており、抗利尿作用などに関係することが知られています[4]。腎臓からの水分の再吸収をコントロールすることにより、循環血液量（体を流れる血液の量）や血漿浸透圧を維持するなどの重要な役割を果たしています。

3 　バソプレシンの過不足

　バソプレシンが過剰に産生されると、尿量が減少します。尿量が減少すると、体内に水分が貯留するため血液中のナトリウムが薄まり、低ナトリウム血症をひき起こします。この状態を下垂体性 ADH 分泌異常症（syndrome of inappropriate secretion of ADH；SIADH）といい、

指定難病の一つです。高齢者に多く発症し、脳腫瘍や脳梗塞などの脳の病気、あるいは肺炎や気管支喘息、肺がんなどの肺の病気に伴って発症します。

　逆にバソプレシンが不足すると尿量が増加します。尿量が増加すると、のどが渇き、大量の水分を摂取するため、大量の尿が排泄されるようになります。この状態を尿崩症といいます。原因として中枢性、腎性、心因性、薬剤性などがあり、どの年代でも発症するといわれています（図2）[5]。

◆引用・参考文献
1）　青木矩彦. ADH分泌異常症. 医学と薬学. 41（3），1999，375-9.
2）　今安聰ほか. 清酒の健康と美容効果（その2）. 日本醸造協会誌. 94（3），1999，201-8.
3）　滝澤行雄. お酒の健康と医学：日本酒で健康になる. 日本醸造協会誌. 101（1），2006，47-50.
4）　江頭伸昭ほか. 精神機能におけるバソプレシン受容体の役割. 日本薬理学雑誌. 134（1），2009，3-7.
5）　石川三衛. 口渇，多尿. 治療. 76（2），1994，574-7.

▇ 伊藤真理・川﨑英二

第 **6** 章　水・電解質代謝

1 バソプレシン（抗利尿ホルモン、ADH）

2 ANP（心房性ナトリウム利尿ペプチド）

1 ANP の特徴

　1984 年に寒川・松尾らは、心不全患者の心臓（心房筋）からナトリウム利尿・降圧作用を有する物質を発見し、**心房性ナトリウム利尿ペプチド**（atrial natriuretic peptide；**ANP**）と命名しました[1]。その後の研究により、1988 年に**脳性ナトリウム利尿ペプチド**（brain natriuretic peptide；**BNP**）、1990 年に **C 型ナトリウム利尿ペプチド**（C-type natriuretic peptide；**CNP**）が発見されましたが、これら ANP、BNP、CNP は、分子内に類似の環状構造をもつと

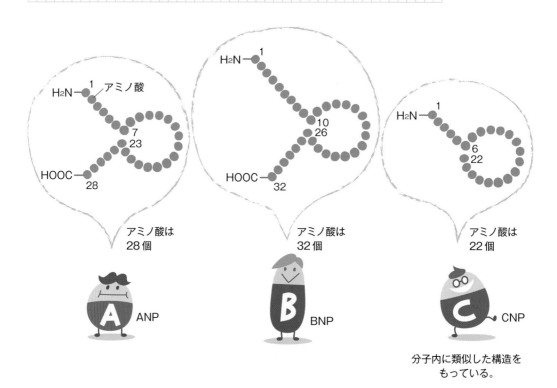

ナトリウム利尿ペプチドファミリーの構造

アミノ酸は
28 個

アミノ酸は
32 個

アミノ酸は
22 個

ANP

BNP

CNP

分子内に類似した構造を
もっている。

図1 ｜ ナトリウム利尿ペプチドファミリーの構造

いう共通性があるため、3種をまとめて「ナトリウム利尿ペプチドファミリー」と呼ばれています。

また ANP、BNP、CNP と、これらが結合して作用を発揮する3つの受容体である NPR-A 受容体（natriuretic peptide receptor-A または guanylyl cyclase-A；GC-A）、NPR-B 受容体（natriuretic peptide receptor-B または guanylyl cyclase-B；GC-B）および NPR-C 受容体（natriuretic peptide receptor-C またはクリアランス受容体）で構成されるシステムを、ナトリウム利尿ペプチド系と呼びます。

ANP と BNP は NPR-A 受容体と結合し、CNP は NPR-B 受容体と結合します。これらの受容体は膜結合型グアニル酸シクラーゼ酵素（guanylate cyclase；GC）と一体型の構造をとり、二量体としてはたらきます。一方、NPR-C 受容体は GC 部分を含みません。

ANP は 28 個のアミノ酸、BNP は 32 個のアミノ酸、CNP は 22 個のアミノ酸でできています。ANP は正常では主として心房でつくられ冠状静脈洞を介して分泌されており、心室では心房の約 100 分の 1 しかつくられていません。一方、BNP は主として心室で合成・分泌されます。正常での ANP と BNP の血中濃度比は約 6：1 です。心臓以外に ANP と BNP を多量に合成している臓器はなく、心臓が ANP、BNP の主たる産生臓器であると考えられています（図1）[2]。

2　ANP の体内でのはたらき

ANP が受容体に結合すると、細胞内で環状グアノシン一リン酸（cyclic guanosine monophosphate；cGMP）が産生され、これを介してさまざまな生理活性を生じます。受容体

ホルモンの ミニ知識

ANP にがん転移予防効果があるの？

国立循環器病研究センターは、肺がん周術期における低用量 ANP 投与のプラセボ対照無作為化試験を行い、ANP 投与群において術後心肺合併症が有意に低値であることを報告しました。その後の追跡調査で術後早期（2 年以内）における無再発生存率を調べた結果、ANP 投与群が非投与群に比べ有意に無再発率が高いという結果が得られました[5]。"がんストレス緩和ホルモン"として、現在も研究はすすんでいるようなので、今後の情報に注目したいですね。

がんストレス緩和ホルモンとして注目を集めているよ

ANPの体内でのはたらき

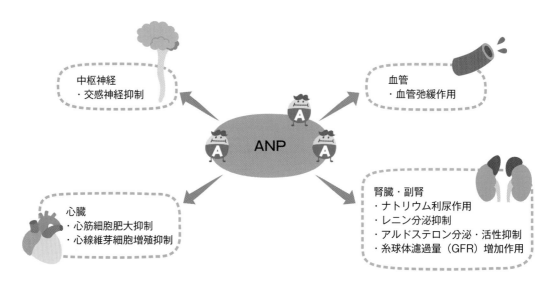

中枢神経
・交感神経抑制

血管
・血管弛緩作用

ANP

心臓
・心筋細胞肥大抑制
・心線維芽細胞増殖抑制

腎臓・副腎
・ナトリウム利尿作用
・レニン分泌抑制
・アルドステロン分泌・活性抑制
・糸球体濾過量（GFR）増加作用

図2 ANP の体内でのはたらき

は生体内（血管、腎臓、副腎、脳、骨、脂肪細胞、心筋細胞、線維芽細胞、炎症細胞など）に幅広く出現し、次に述べるような効果を発揮することがあきらかになっています。

① 血管弛緩作用

ANP は血管に対する弛緩作用をもっており、血管平滑筋にある cGMP 依存性たんぱくキナーゼが平滑筋細胞内のカルシウム濃度を低下させるなどして筋弛緩をひき起こします。その結果、血圧を低下させますが、脳や心臓などの主要な組織の血流量を変化させることはありません。

② 腎作用

ANP は腎動脈を拡張し腎血流を増加させます。また、糸球体の輸入細動脈を拡張し輸出細動脈を収縮することで糸球体内圧を上昇させたり、メサンギウム細胞を弛緩して濾過面積を増加させることで**糸球体濾過量**（glomerular filtration rate；**GFR**）は増加します。さらに髄質や皮質にある尿細管や集合管におけるナトリウム、水の再吸収も抑制します。これらの作用により、尿中ナトリウム排泄が増えるとともに、尿量を増やすことで尿浸透圧も低下させるという特徴的な利尿効果が起こります。

③ 心筋保護作用

ANP は心筋局所に直接作用し、心肥大などのリモデリングの抑制や抗不整脈効果も発揮しま

す。

④ 細胞増殖・肥大抑制作用

ANP は血管の内皮細胞や平滑筋細胞、腎臓のメサンギウム細胞、線維芽細胞などの増殖を抑制します。

⑤ ホルモン分泌抑制・交感神経抑制作用

レニン、アルドステロンの分泌・活性を抑制し、バソプレシン（抗利尿ホルモン、ADH）、エンドセリン、ノルアドレナリンなどの血管を収縮させるホルモンのはたらきに拮抗します。また中枢神経系にも作用し、口渇に対しての飲水行動やアンジオテンシンⅡによる昇圧反応、ADH や副腎皮質刺激ホルモン（adrenocorticotropic hormone；ACTH）の分泌を抑制することも知られています。一方で交感神経系の抑制作用も有し、血圧降下後の代謝性の頻脈や血管収縮反応を抑制します（図2）[2]。

3 ANP 分泌の増減による身体への影響

ANP は循環血液量の増減や運動負荷、心房のペーシングなど心房にかかる圧力負荷で分泌が増減します。また、ノルアドレナリンやアンジオテンシンⅡ、エンドセリンなどのホルモンによってもその合成・分泌は刺激され、心臓の肥大とともにその分泌は亢進します[1]。

ANP 濃度は上記の刺激によって速やかに上昇しますが、その際、BNP 濃度にはほとんど変化がみられません。一方、BNP は心室の心筋にリモデリングを起こすような慢性病態（心不全、心肥大）で産生が亢進しますが、心房と比較して心室の筋量が圧倒的に多いため、BNP は ANP に比べ著明に増加します。このような特徴の違いにより、ANP は急性の体液量負荷の指標、BNP は心機能障害の指標として一般臨床で使われています[3]。

現在、ANP そのものが薬剤になっているカルペリチド（ハンプ®）は、利尿効果のほか、心筋保護作用（レニン・アンジオテンシン系拮抗作用、リモデリング抑制作用、抗不整脈作用など）が高く評価され、急性心不全治療薬として汎用されている薬剤の一つとなっています[4]。

◆引用・参考文献
1) 武田憲文ほか. 心房性ナトリウム利尿ペプチド 主要薬剤各論：特徴, 作用機序, 薬物動態, 適応・禁忌, 臨床成績, 副作用. 日本臨牀. 65 (増刊号5), 2007, 110-4.
2) 錦見俊雄. 心肥大における ANP, BNP の意義. Modern Physician. 17 (8), 1997, 953-7.
3) 濱田陸. ナトリウム利尿ペプチド（ANP, BNP）. 小児科臨床. 66 (8), 2013, 1669-79.
4) 中尾一和. ナトリウム利尿ペプチドのトランスレーショナルリサーチ. 心臓. 37 (2), 2005, 171-8.
5) 野尻崇ほか. 肺癌手術における BNP 診断と ANP 治療：血管保護作用による癌転移抑制効果の発見. 呼吸. 34 (10), 2015, 954-9.

■作間理恵子・川﨑英二

3 VIP（血管作動性腸管ペプチド）

1 VIP の特徴

　VIP は、1970 年にサイードとマットによって、ブタの十二指腸粘膜からみつかった 28 個のアミノ酸からなるペプチドホルモンです。血管拡張作用があり、腸管の血流を増やすことから血管作動性腸管ペプチド（vasoactive intestinal peptide；VIP）と命名されました。VIP は、消化管と脳や末梢神経などの神経組織に広く分布しており、ホルモンとしてというより神経伝達物質や神経調節物質としてはたらいています[1]。当初は消化管粘膜の内分泌細胞に存在すると考えられていましたが、その後の研究で消化管粘膜下や筋層の神経組織に存在していることが明らかにされました。消化管では上部消化管より下部消化管、とくに大腸、回腸、空腸にあり、脳では大

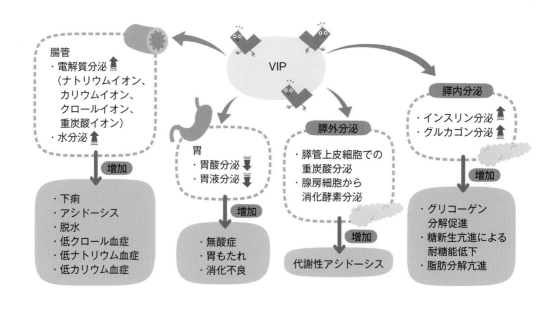

図 1 ｜ VIP の消化管・膵臓でのはたらき

脳皮質、視床下部、海馬などに分布しています。そのほか、胆嚢壁、膵臓、胃と食道の接合部、胃の幽門輪、十二指腸乳頭部、尿管、尿道開口部などの括約筋部、腹腔神経節、上・下部腸間膜動脈神経節にもたくさん分布しています[2]。

2 VIP の体内でのはたらき

　VIP は、消化管や心血管、呼吸器、中枢神経、糖脂質代謝、免疫などにさまざまなはたらきかけをします。消化管に対しては、消化管平滑筋の運動を抑制し、下部食道括約筋、オッディ括約筋、肛門括約筋を弛緩させるはたらきがあります。小腸では、水と電解質（ナトリウムイオン、カリウムイオン、クロールイオン、重炭酸イオン）の分泌を促します。また胃においては、セクレチン様作用により、胃酸や胃液の分泌を減少させます。膵臓では、膵外分泌と膵内分泌にはたらきかけ、膵外分泌細胞からの重炭酸と消化酵素の分泌を促します。膵内分泌では、血糖依存的にインスリン分泌を促し、同時にグルカゴン分泌も促進します（図1）。

　心血管に対しては、強力な血管拡張作用により、血圧降下作用を示します。気管や気管支では平滑筋を緩めるはたらきがあり、気管支の拡張作用を発揮することで喘息を改善させます。骨に対しては骨吸収を亢進させます[2, 3]。免疫に関しては、免疫細胞にはたらきかけてアレルギー反

ホルモンの ミニ知識

VIP が体内時計を調節するの？

　哺乳類では、睡眠・覚醒、活動、摂食、飲水などの行動や、血圧・血糖・体温などの生理的指標、ホルモン濃度、酵素活性など、さまざまな生命現象に日内リズムが認められ、それらは明暗などの地球上の環境周期と関係する体内時計により形成されます。この日内リズムを概日リズム（サーカディアンリズム）と呼び、その体内時計は視床下部の視交叉上核に存在します。その腹側には VIP を含む神経細胞があり、VIP が概日リズムを調節していることがわかっ

概日リズムを
調節するよ

ています[8]。視交叉上核の VIP 神経細胞は体内時計の時刻情報、明暗のような体外環境（網膜への光刺激）、血糖値などの体内環境などの情報を得て、交感神経を興奮させ、膵臓、肝臓などにはたらきかけ、膵臓のグルカゴン分泌、肝臓のグリコーゲン分解・糖新生の亢進をひき起こし、肝臓からグルコースを放出させ、血糖値を上昇させます。夜更かしをしたり、電気をつけっぱなしで寝たりして概日リズムを狂わせないようにしましょう[9]。

VIPの心血管・気管・気管支・免疫細胞・骨でのはたらき

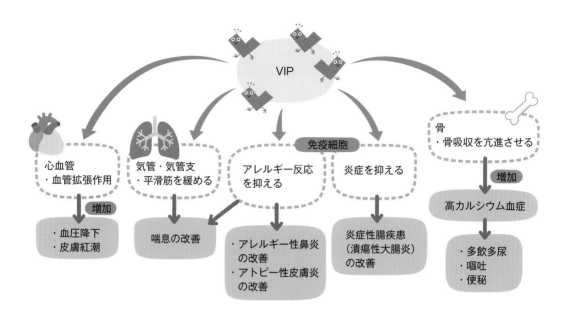

図2 | VIP の心血管・気管・気管支・免疫細胞・骨でのはたらき

応を抑え、喘息やアレルギー性鼻炎、アトピー性皮膚炎などを改善させます[4]。また、炎症性腸疾患（潰瘍性大腸炎）を改善させます（図2）[5]。

3 VIP の過不足

　VIP 産生腫瘍などによって血中の VIP が増加すると、大腸粘膜から塩素イオンの分泌が増える結果、ナトリウム、カリウムも受動的に分泌されるため、大量の水分と電解質が大腸での吸収能を上回り、大量の分泌性下痢が起こります。そのため、とくに低カリウム血症が進行し、低カリウム血症や脱水による疲労感、筋力低下、息切れ、筋肉の痙攣、つり、吐き気、嘔吐を認めます。重炭酸イオンの排泄による代謝性アシドーシスも認められます[6, 7]。また、VIP のセクレチン様作用により、胃酸や胃液分泌が低下し、低酸、無酸となるため、食事をしても食べたものをうまく消化できません。そのため、食欲不振、胃もたれ、胃部膨満感（胃が膨れて圧迫感がある状態）などの症状が起こります。さらに血管拡張による皮膚紅潮が起こったり、血圧降下、頻脈を示し

ます。骨における骨吸収が亢進すると高カルシウム血症を来し、多飲多尿、嘔吐、便秘などが起こります。膵臓ではグルカゴン分泌が促進されることによって、肝臓でグリコーゲンの分解や糖新生が亢進して血糖値が高くなったり、脂肪組織における脂肪分解が亢進します[2、10]。

◆引用・参考文献

1) Dickson, L. et al. VPAC and PAC receptors：From ligands to function. Pharmacol. Ther. 121 (3), 2009, 294-316.
2) 渡辺伸一郎. バソアクティブ・インテスティナール・ポリペプチド（VIP）. 日本臨牀. 68（増刊号 7）, 2010, 541-3.
3) 五十嵐久人ほか. 膵内分泌腫瘍の病態生理と臨床像 VIPoma. 日本臨牀. 69（増刊号 2）, 2011, 597-601.
4) Verma, AK. et al. Neuroendocrine cells derived chemokine vasoactive intestinal polypeptide (VIP) in allergic diseases. Cytokine Growth Factor Rev. 38, 2017, 37-48.
5) El-Salhy, M. et al. Gastrointestinal neuroendocrine peptides/amines in inflammatory bowel disease. World J. Gastroenterol. 23 (28), 2017, 5068-85.
6) 奥田真珠美ほか. WDHA 症候群（watery-diarrhea-hypokalemia-achlorhydria 症候群）. 小児科診療. 64 (suppl), 2001, 230.
7) 高野幸路. 機能性神経内分泌腫瘍の診断（インスリノーマ，ガストリノーマ以外）. 胆と膵. 37 (10), 2016, 871-7.
8) 永井克也. PACAP，VIP による概日リズム調節機構. 脳 21. 4 (4), 2001, 344-9.
9) 永井克也. 概日リズムと自律神経・内分泌調節. 心臓. 32 (12), 2000, 987-1000.
10) Rood, RP. et al. Pancreatic cholera syndrome due to a vasoactive intestinal polypeptide-producing tumor：further insights into the pathophysiology. Gastroenterology. 94 (3), 1988, 813-8.

■中野優子・川﨑英二

第 6 章　水・電解質代謝

3 VIP（血管作動性腸管ペプチド）

 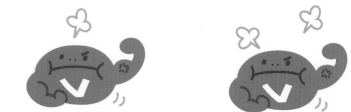 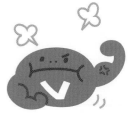

そのほか

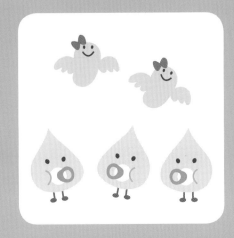

1 メラトニン

1 メラトニンの特徴

　メラトニンはおもに**脳の松果体**という部分から分泌され、体内時計にかかわるホルモンです。夜暗くなると増加して明け方には消失することで、私たちの生体リズムを調整しています。松果体は、字のごとく松の実のように小さく豆状で、大脳半球の中央部（間脳）、2つの視床後方に挟まれるような状態で存在しています。

　メラトニンは、1915年に米国のマッコードとアレンによって、オタマジャクシにウシの松果体を与えると体の色が変化することをきっかけに見出された物質です[1]。1958年にエール大学のレーナーらが抽出に成功し、メラトニン（ギリシャ語で「黒い」を意味する melas ＋セロトニ

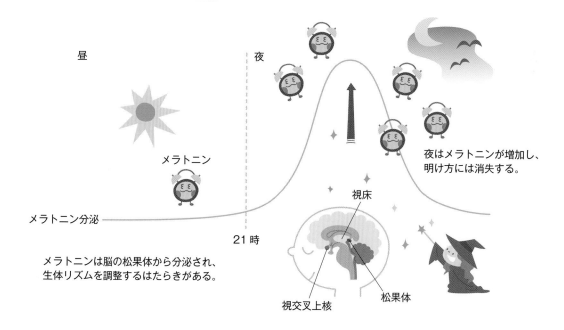

メラトニンの分泌

昼　　　　　　　　　　　　夜

メラトニン

夜はメラトニンが増加し、
明け方には消失する。

視床

メラトニン分泌

21時

メラトニンは脳の松果体から分泌され、
生体リズムを調整するはたらきがある。

視交叉上核　　　　　松果体

図1 メラトニンの分泌

ンの tonin の合語）と命名しました。大豆製品や牛乳などに含まれるトリプトファン（アミノ酸）
を原料としてつくられるセロトニンをもとに、メラトニンが合成されます。

　メラトニンは松果体でのみつくられると考えられていましたが、脳脊髄液や卵胞液などからも
検出され、最近では脳や卵巣、網膜、消化管組織にもあることがわかってきました。また、ヒト
以外の生物や植物、細菌などにも存在していることが報告されています[2)]。

2 メラトニンの体内でのはたらき

1 体内時計の調節

　1日は24時間ですが、ヒトの体内時計は24〜25時間と個人差があります。この時間のズレ
を補正するのがメラトニンのおもな役割です。光を浴びることで、ヒトの生体リズムを24時間
周期にリセットするのです。この周期は、おおむね1日という意味の**「概日リズム」**、または**「サー
カディアンリズム」**と呼ばれます。ヒトの体内時計は、脳の視床下部にある視交叉上核にある
ことが知られています。目から光刺激が入ると、その刺激が視交叉上核、上頚神経節、松果体へ
と伝わって、メラトニンの合成が抑制されます。しかし、その14時間後以降にはメラトニンが
ふたたびつくられはじめ、真夜中にピークとなり、明け方には消失します（図1）。

2 睡眠誘導作用

　メラトニンの産生は夜間睡眠と同期しており、夜間におけるメラトニン分泌の増加は、夜間の

ホルモンの ミニ知識

時計遺伝子

　近年、体内時計に関しては分子・遺伝子レベルで解明
されてきており、時計遺伝子についての研究がすすんで
います。2017年には、1984年に最初に時計遺伝子（ピ
リオド遺伝子）を特定した3名の米国の博士にノーベル
医学生理学賞が贈られました。

　時計遺伝子は全身の臓器に存在していますが、命令を
出す中枢は視交叉上核に存在し、副腎や自律神経系をは
じめ全身の末梢臓器に時間を伝えます。時計遺伝子に異
常が起こると、概日リズムに不調を来し、それが睡眠障害に関連する精神疾患をひき起こす原
因となります。またホルモン分泌にも異常を来し、高血圧や糖尿病を発症することが報告され
ています[4)]。

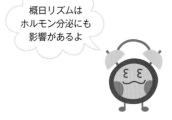

概日リズムは
ホルモン分泌にも
影響があるよ

メラトニンの体内でのはたらき

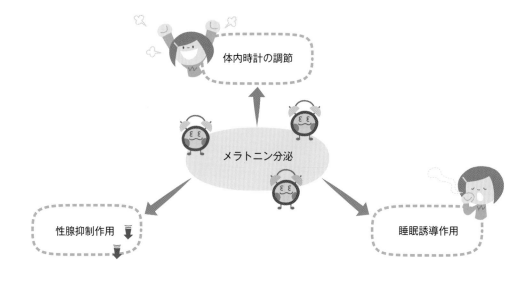

図 2 | メラトニンの体内でのはたらき

眠気のはじまりや睡眠傾向に一致しているとされます[3]。メラトニンには睡眠誘導作用があり、メラトニンを飲むと睡眠へ至るまでの時間が短くなることが報告されています[2]。

③ 性腺抑制作用

　メラトニンには性腺を抑制するはたらきがあることが知られており、メラトニンが少ないと思春期早発症になると考えられています（図2）。

3 メラトニン分泌の増減による身体への影響

　メラトニンの分泌量は年齢と関係しており、1〜3歳くらいにピークとなり、思春期ごろから徐々に減少していきます。そして70歳以降になるとかなり減少します。これは高齢者に不眠症が多くなる原因の一つと考えられています。加齢以外にメラトニンの分泌を減少させる原因としては、ブルーライトがあります。ブルーライトは太陽光線に含まれていますが、パソコンやスマートフォン、テレビなどのLEDディスプレイからも出ています。その強い光を夜間に長時間浴びると、脳が昼間と勘違いしてしまい、メラトニンの産生が低下し、体内時計が乱れることが指摘されています。

　夜にぐっすりと眠るためには、まずは朝早く起きて日光（室外光）を浴び体内時計のスイッチ

を入れ、寝る前はブルーライトなどの強い光を避けるようにしましょう。

　メラトニンは、海外ではサプリメントとして使用されていますが、日本ではメラトニンそのものの製造・販売は認められておらず、入手するには個人輸入する必要があります。しかし安全性が保証されていないため、あまりおすすめしません。

　一方、おもに視交叉上核に存在しているメラトニンの受容体（MT$_1$/MT$_2$受容体）に結合してメラトニン作用を発揮するラメルテオンが不眠症治療薬として開発され、日本でも処方可能となっています[3]。夜勤などによる概日リズム睡眠障害の治療に期待されていますが、長期使用による安全性はまだわかっていません。

◆引用・参考文献
1) McCord, CP. et al. Evidences associating pineal gland function with alterations in pigmentation. J. Exp. Zool. 23 (1), 1917, 207-24.
2) 飯郷雅之. メラトニン研究の歴史. 時間生物学. 17 (1), 2011, 23-34.
3) 宮本政臣. 不眠症治療薬とQOL：MT1/MT2受容体作動薬ラメルテオンの研究開発. 日本薬理学雑誌. 131 (1), 2008, 16-21.
4) 土居雅夫. 生活習慣病と体内時計. 日本内科学会雑誌. 105 (9), 2016, 1669-74.

▥相良陽子・川﨑英二

2 エリスロポエチン

1 エリスロポエチンの特徴

　エリスロポエチン（erythropoietin；EPO）は、165 個のアミノ酸からなるたんぱく質に糖鎖が結合した糖たんぱく質であり、分子量は約 34,000 と比較的低分子です。おもに腎臓の間質細胞でつくられているホルモンで、骨髄の後期赤芽球系前駆細胞（colony forming unit-erythroid；CFU-E）にはたらき、**赤血球の産生を促す造血因子です**（図1）[1]。胎生期には腎臓と肝臓でつくられますが、出生後はほとんどが腎臓でつくられます。エリスロポエチンは、1906年にフランスのカルノーにより発見され、その後ギリシャ語で「赤い（赤血球）」を表す erythro と、「つくるもの」を表す poietin からエリスロポエチンと呼ばれるようになりました。エリスロポエチン受容体をもつ細胞には、CFU-E のほか、血小板をつくる巨核球、あるいは血管内皮細

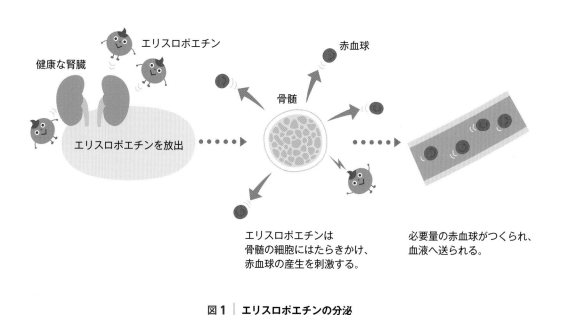

図1　エリスロポエチンの分泌

胞、血管平滑筋細胞、胎盤、一部の白血病細胞などがあります。

　わが国では、1990年より遺伝子組換えヒトエリスロポエチン製剤（recombinant human EPO；rHuEPO）が臨床応用されるようになり、貧血治療は劇的に変化しました。rHuEPOの登場以前は、腎性貧血に対する治療は鉄剤・ビタミン剤・たんぱく同化ホルモンに限られており、十分な効果が認められない場合には輸血を選択する以外に方法がありませんでした。rHuEPOの貧血改善効果の有効率はきわめて高く、輸血の必要性は激減し、それに伴って鉄過剰症やウイルス性肝炎も減少し、貧血の改善に伴う生活の質（quality of life；QOL）の向上とともに生命予後の著しい改善がもたらされました[2]。新生児領域では1995年より未熟児貧血の治療にも用いられています。

2　エリスロポエチンの体内でのはたらき

　腎臓のはたらきが正常であれば、貧血になると腎臓からのエリスロポエチンの分泌が増加し、

ホルモンの ミニ知識

スポーツとドーピングの歴史

　持久力が鍵を握る競技で、とくに革新的といえる効果を発揮したのがエリスロポエチンです。マラソンなどの持久力が鍵を握る競技では、選手が取り込める酸素の量が重要であることが、スポーツ科学の研究であきらかになりました。高地では酸素濃度がうすいため、人間の体は酸素を取り込みにくくなり、血中の酸素濃度が低下します。体は環境に適応した酸素濃度を確保するため、体内で赤血球数やヘモグロビン濃度を増加させます。この

赤血球を
増産させるよ

効果を利用し、高地トレーニングは今では強化トレーニングの定番となっています。

　しかし、この高地トレーニングをせずに赤血球を直接増やしてしまおうと考える選手が出てきました。彼らがとった方法は、競技前に輸血することで赤血球を水増しするという血液ドーピングでした。しかし、赤血球が入れ替わりの速い細胞であるため、効果の持続時間が限られているうえに、輸血はかなり面倒でリスクもありました。輸血の代わりにヒトエリスロポエチン製剤を使用すると、赤血球が増加することで組織への酸素供給効率が上がり、持久力が向上するとされています。そのためヒトエリスロポエチン製剤は、ドーピング禁止物質に列挙されています。

腎性貧血とエリスロポエチン濃度

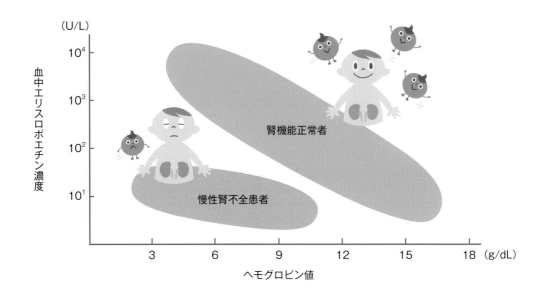

図2 腎性貧血とエリスロポエチン濃度

骨髄における造血が亢進して貧血を治そうとします。貧血や高地での生活、心肺機能低下などによる低酸素刺激に応じて、腎臓の酸素センサーである低酸素誘導因子-1（hypoxia inducible factor-1；HIF-1）が酸素不足を感知すると、エリスロポエチンの産生を増加させ、骨髄などにある造血細胞にはたらいて赤血球が増産されます[3]。しかし、慢性腎不全患者のように腎機能が低下した状態では、貧血の程度に見合った十分な量のエリスロポエチンを産生することができず、相対的なエリスロポエチン不足によって腎性貧血をひき起こします（図2）。ヒトエリスロポエチン製剤は再生不良性貧血患者の尿を濃縮して得られたエリスロポエチンをもとに、遺伝子組換え技術を用いてつくられています。

3 エリスロポエチンの過不足

　腎臓はエリスロポエチンを産生し、骨髄での赤芽球系細胞を刺激することにより赤血球を維持するための重要な役割を果たしていますが、腎機能（**糸球体濾過機能**）が低下すると、エリスロポエチンの産生細胞の減少や機能障害によってエリスロポエチンの分泌能が低下し、慢性腎不全

に伴う腎性貧血を生じます。腎性貧血の成因にはいろいろな因子が関与していますが、主因はエリスロポエチンの相対的な欠乏です。このほかにエリスロポエチンが低値を示す原因として、真性多血症、多発性骨髄腫、慢性炎症性疾患に伴う貧血の一部などがあります。

　また、エリスロポエチンが高値を示すものとして、再生不良性貧血、骨髄異形成症候群、鉄欠乏性貧血、慢性疾患に伴う貧血の一部、偽性多血症、二次性赤血球増加症などがあります。二次性赤血球増加症は、何らかの原因でエリスロポエチンの量が増えるために赤血球造血が反応して赤血球量の増加が起こるものです。何らかの原因で体組織が酸素欠乏状態になったことに反応してエリスロポエチンが腎臓や肝臓で盛んにつくられるものと、腎臓腫瘍などエリスロポエチン産生細胞が腫瘍性に増加したり、そのほかの異常で自律的に異常な産出をするものがあります。

◆引用・参考文献
1）浦部晶夫. エリスロポエチン. 先端医療. 1 (5), 1994, 39-41.
2）金子惠一ほか. 赤血球造血刺激因子製剤. 腎と透析. 80 (4), 2016, 499-503.
3）原綾英ほか. ホルモンを産生するはたらき：腎臓・精巣の機能. 泌尿器ケア. 16 (5), 2011, 481-5.

■伊藤真理・川﨑英二

3 エストロゲン

1 エストロゲンの特徴

　女性ホルモンは、エストロゲンとプロゲステロンという2種類の性質の異なった性ホルモンが、性周期によって大きくうねるように増減しているのが特徴です。その1つであるエストロゲンは、脳下垂体からの**卵胞刺激ホルモン**（follicle stimulating hormone；**FSH**）に刺激されて卵巣から分泌されるホルモンです。エストロゲンの語源は、ギリシャ語で「発情」を意味する estrus と「生まれる」を意味する genos からなっており、1929年に生化学者のブーテナントとドイジにより、おのおの別々にエストロゲンの一種であるエストロンが抽出・精製されました。

　エストロゲンは、月経の終わりごろから排卵までのあいだに分泌が盛んになります。卵巣ホルモンはステロイド骨格をもつステロイドホルモンで、コレステロールからつくられます。コレス

エストロゲンの分泌

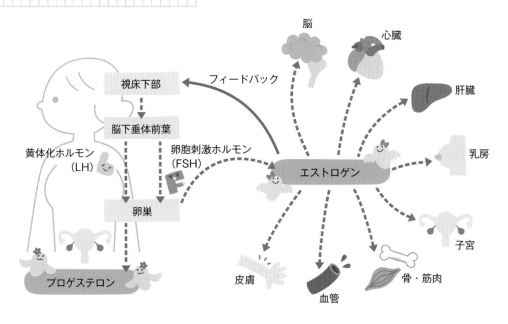

図1 エストロゲンの分泌

テロールの側鎖が切断されてプレグネノロンとなり、脱水素酵素が作用してプロゲステロンとなります。ここからアンドロステンジオン、さらにテストステロンがつくられ、これが芳香化を受けてエストロゲンになります。エストロゲンは生殖器だけでなく、脳、心血管、骨、筋肉や関節、皮膚や粘膜など、体のさまざまな臓器に作用をおよぼしています（図1）[1]。

2 エストロゲンの体内でのはたらき

　エストロゲンのおもなはたらきは、乳房を発達させ、子宮内膜を厚くし、排卵に向けて、女性の心身を活性化させることです。エストロゲンは月経から排卵に向けて分泌が多くなり、その期間の基礎体温は低温層を示します。エストロゲンの分泌が多い時期は卵胞期と呼ばれ、気分が高揚し、脳は活性化し、肌もきめこまやかに安定し、体調がよい時期といわれます。エストロゲンはそのほかにも、女性の美に関係のあるはたらきをしています。エストロゲンは女性らしさをつくるホルモンで、思春期を迎えた女子は、適度な体脂肪を蓄えることで丸みを帯びて女性らしい体型に変化していきます。また、自律神経を活発にすることで、体内の機能が円滑にはたらき、

ホルモンの ミニ知識

世界一の長寿国の秘密は伝統的食文化にあり！？

　イソフラボンは、フラボノイドといわれるポリフェノールの一種で、くずや大豆といったマメ科の植物に含まれている成分です[3]。とくに大豆に含有されている大豆イソフラボンはエストロゲンと同じようなはたらきをすることから、食物エストロゲンともいわれています。日本人は大豆の摂取が多いことから、欧米の女性よりも更年期症状が軽いといわれていました。しかし、近年は食文化の欧米化により若者の大豆の摂取が少なくなっているといわれています。『国民健康・栄養調査（平成28年）』（厚生労働省）による豆類の摂取量は20歳代女性で52g、30歳代女性で57.3g、40歳代女性で49.9gでした。2000年からスタートした『健康日本21』における豆類摂取の目標値は1日100g以上です。しかし、実際の摂取量はこの目標値を大幅に下回っているのが現状です。日本の伝統的食文化を見直し、大豆食品を1品プラスしてバランスのよい食生活を心がけることで、更年期症状を軽減し、長寿につながるかもしれませんね。

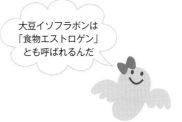

大豆イソフラボンは「食物エストロゲン」とも呼ばれるんだ

エストロゲン量と骨密度の関係

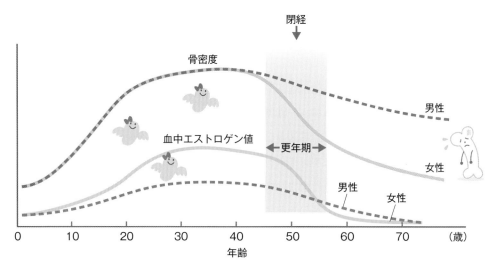

エストロゲンは骨にカルシウムを蓄えるはたらきがあるため、女性は閉経後に骨密度が急激に下がる。

図2 | **エストロゲン量と骨密度の関係**

体調がよくなります。体調がよいと心にも好影響をおよぼすため、精神的な安定をもたらしてくれます。

　エストロゲンは、糖・脂質代謝にも影響をおよぼしています。エストロゲンにはアドレナリンα2受容体の発現を増加させ、リポたんぱくリパーゼ（lipoprotein lipase；LPL）活性を抑制することで糖代謝異常の原因となる血中遊離脂肪酸の増加を抑えるはたらきがあります。エストロゲン受容体α（estrogen receptor α；ERα）とERβはGLUT4（glucose transporter 4）の発現調節に関与しており、またERαは膵島β細胞からのインスリン分泌を増加させます。

　さらにエストロゲンは、肝性トリグリセリドリパーゼ（hepatic triglyceride lipase；HTGL）の活性を抑制し、低比重リポたんぱく質（low density lipoprotein；LDL）受容体数を増加させ、アポリポたんぱく質A-I（apoA-I）の合成を促進することにより、高比重リポたんぱく質（high density lipoprotein；HDL）の増加およびLDLの減少に関与しています[2]。また、骨にカルシウムを蓄えるはたらきもあります。エストロゲンが少なくなる閉経後の女性に骨粗鬆症が急増するのはこのためです（図2）。

3 エストロゲンの過不足

　エストロゲンは生殖機能以外にも、脳、心血管系、脂質、乳房、皮膚、骨など体のさまざまな機能を調整するはたらきをもっています。そのため、エストロゲンが不足すると月経不順を来したり、自律神経の乱れをひき起こすこともあります。おもにうつなどの更年期症状、排尿障害、骨粗鬆症、脂質代謝の異常、心血管疾患、認知症などのリスクが上昇します。

　通常の食生活ではエストロゲンが過剰になることはありませんが、ホルモン剤やサプリメントなどの摂取により過剰になることがあります。エストロゲン過剰症の症状として、月経前症候群（premenstrual syndrome；PMS）、月経痛の悪化、頭痛、乳腺の張り、皮下脂肪の増加、睡眠障害、脱毛、疲労感、肌の乾燥などがあります。また、ホルモン剤などの長期服用により、乳腺症、乳がん、子宮筋腫、子宮内膜症、子宮体がん、子宮頸がん、アレルギー疾患、低血糖症などのリスクが上昇するといわれています。

◆引用・参考文献
1）　対馬ルリ子. 女性とホルモン. Monthly Book ENTONI. 207, 2017, 11-8.
2）　高橋一広. エストロゲンと糖・脂質代謝. 最新女性医療. 3（1）, 2016, 24-9.
3）　天海智博. 体内でのエクオール代謝能におけるアグリコン型イソフラボンの優位性. 日本未病システム学会雑誌. 22(1), 2016, 39-42.

■伊藤真理・川﨑英二

第7章 そのほか

3 エストロゲン

4 ゲスターゲン（プロゲステロン）

1 ゲスターゲンの特徴

　ゲスターゲンは、排卵によって卵子が放出された後に、おもに卵巣のなかでできる黄体から分泌される女性ホルモンの総称で、**黄体ホルモン**とも呼ばれていますが、卵巣以外では、胎盤や副腎からも分泌されることが知られています。

　ゲスターゲンのおもなものは、**プロゲステロン**という**ステロイドホルモン**で、コレステロールからプレグネノロンを経てつくられます。プロゲステロンの名称は pro（支持する、促進する）、gesto（妊娠）、gen（生じるもの）に由来しています。

　エストロゲンによって卵子が成熟し、**黄体形成ホルモン**（luteinizing hormone；**LH**）によって排卵が起こると、LH により黄体が発達してプロゲステロンの分泌が盛んになり、受精卵の着

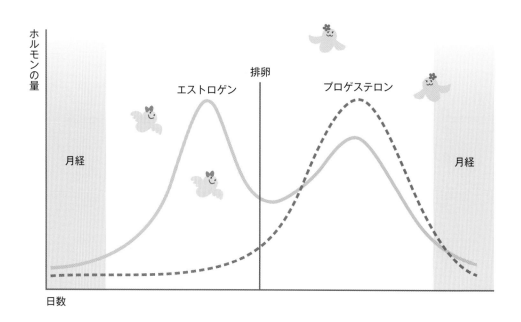

図1　女性におけるエストロゲンとプロゲステロンの変化

床のために子宮内膜をととのえます。妊娠が成立した場合は、出産までの間、妊娠を維持させる役目を果たしますが、妊娠が成立しなかった場合は、黄体が退化し、プロゲステロンの分泌も低下します（図1）。また、ゲスターゲンは経口避妊薬として使用されたり、無月経や不妊の治療にも使用されており、前立腺肥大症や前立腺がんの治療にも期待されています[1]。

2　ゲスターゲンの体内でのはたらき（図2）

プロゲステロンのおもなはたらきは、乳腺を発達させ、子宮内膜をととのえ、妊娠の継続を助けることです。そのほかにも、基礎体温を上昇させたり、体内に水分を保つはたらきがあり、月経前に女性の心身に変化が現れるのは、プロゲステロンのはたらきといわれています。

プロゲステロンが増える排卵後から次の月経までの「**黄体期**」は、心も体も不安になります。イライラしたり、憂鬱になりやすくなったり、甘いものがほしくなったりします。そのため、食欲のコントロールがしにくくなり、むくみやすくなり、体重が増えやすくなります。また、この時期には、エストロゲンと反対の現象として、肌が乾燥したり、化粧のノリが悪くなったりして美容面にも影響をおよぼします。

最近、プロゲステロンは脳でもつくられ、神経系においても重要なはたらきを担っていることが報告されています[2]。外傷性脳損傷に対するプロゲステロンの投与が、脳浮腫の改善や炎症の

ホルモンの ミニ知識

プロゲステロンと食欲の関係

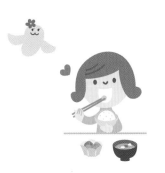

月経前になると甘いものがほしくなったり、食欲が増して体重が増える女性は多いようです。これはプロゲステロンが妊娠の準備として、お腹のなかで赤ちゃんを大切に育てるために、体に栄養や水分をため込もうとするはたらきをもっていることが関係しています。つまりプロゲステロンは「ためこむホルモン」なのです。プロゲステロンはインスリンの基礎分泌を増やし、炭水化物に対するインスリン分泌を促進することも知られているため、高インスリン血症になって空腹感も生じやすくなることが想定されます。

また、この時期にはセロトニンが減少して、とくに甘いものへの欲求が強くなるといわれています。セロトニンが不足すると精神的にも不安定になるため、ますます食欲増進に拍車がかかってしまうわけですね。

プロゲステロンのはたらき

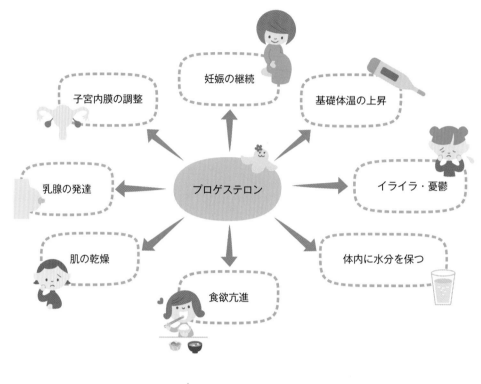

図2 プロゲステロンのはたらき

抑制、脳血管関門の修復により神経学的症状を改善させることが期待されていますが、現在のところあきらかな有効性は証明されていないようです[3]。

◆引用・参考文献
1) Chen, R. et al. Progesterone receptor in the prostate : A potential suppressor for benign prostatic hyperplasia and prostate cancer. J. Steroid Biochem. Mol. Biol. 166, 2017, 91-6.
2) Kaore, SN. et al. Novel actions of progesterone : what we know today and what will be the scenario in the future? J. Pharm. Pharmacol. 64 (8), 2012, 1040-62.
3) Ma, J. et al. Progesterone for acute traumatic brain injury. Cochrane Database Syst. Rev. 12, 2016, CD008409.

■川﨑英二

5 プロラクチン

1 プロラクチンの特徴

　プロラクチン（prolactin；PRL）は、成長ホルモンやヒト胎盤性ラクトゲンに類似したホルモンで、これら3つは進化の過程で同一の先祖遺伝子から分化したものと考えられています。プロラクチンは下垂体から分泌されるミルク合成（lactation）を誘発する物質として発見されたため、このように命名されました。分子量は約23kDaで、199個のアミノ酸からなるペプチドホルモンです。

　プロラクチンは、発生の過程では成長ホルモンと同じ細胞（mammosomatotroph）でつくられ、後に**プロラクチン産生細胞**（lactotroph）と**成長ホルモン産生細胞**（somatotroph）に分かれて下垂体前葉でつくられるようになり、最終的に全下垂体細胞の20〜50%を占めるようになります。もともと乳汁の分泌を促すホルモンとして発見されたプロラクチンですが、その後

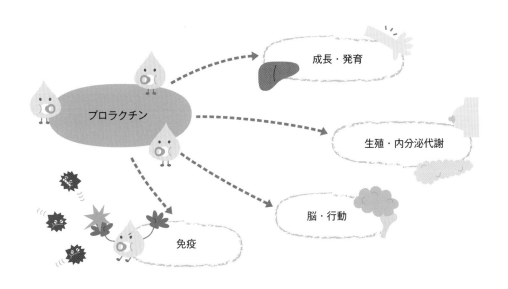

図1　プロラクチンの体内でのはたらき

の研究で 300 以上におよぶはたらきをもっていることがわかり、視床下部、胎盤、子宮、乳腺、前立腺、涙腺、胸腺、脾臓、リンパ球、骨髄細胞などでも産生されることが報告されています[1]。

　プロラクチンの分泌は、ドーパミンなどの**プロラクチン分泌抑制因子**（prolactin inhibiting factor；**PIF**）と、甲状腺刺激ホルモン放出ホルモン（thyrotropin releasing hormone；TRH）などの**プロラクチン分泌刺激因子**（prolactin releasing factor；**PRF**）による調節を受けています。なお、PIF であるドーパミンは強力なプロラクチン分泌抑制作用をもちます。

2　プロラクチンの体内でのはたらき

　プロラクチンは、単なるホルモンというより細胞の増殖や機能発現に必須の因子の一種と考えられています。そのおもなはたらきは、①成長・発育、②生殖・内分泌代謝、③脳・行動、④免疫などに分けることができます。このなかで主体となるのは、乳腺および生殖におよぼすはたらきです（図1）。

① 成長・発育

　プロラクチンは皮膚のメラノサイトやケラチノサイトの増殖を刺激し、肝細胞の増殖にも関与しています。また、腸粘膜、血管平滑筋、膵島 β 細胞、下垂体細胞、前立腺細胞などの増殖を刺激したり、脂肪細胞の分化などにも関与します。

② 生殖・内分泌代謝

　プロラクチンは乳腺の発達や乳汁分泌に必須のホルモンです。また、プロラクチンは Na^+-K^+-ATPase を刺激することで胆汁酸の分泌を促したり、肝臓でのグリコーゲン分解酵素の活性を刺

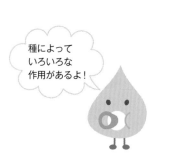

ホルモンの ミニ知識

**哺乳類と魚類・両生類、爬虫類では
はたらきが違う？**

　哺乳類におけるプロラクチンの作用は乳腺や黄体への作用が主体ですが、魚類や両生類では浸透圧の維持に重要な役割を果たします。また、爬虫類では摂食や脂質保持に重要な役割を果たしています[5]。同じプロラクチンというホルモンでも、種によって生理的意義が違うのはおもしろいですね。

種によって
いろいろな
作用があるよ！

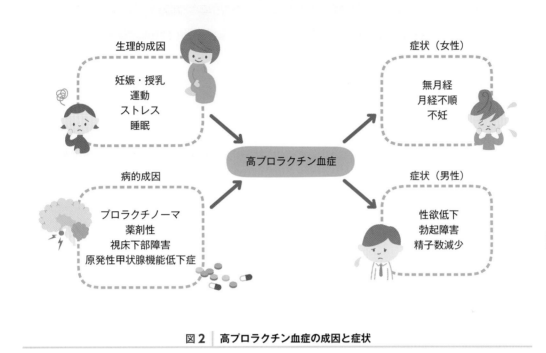

高プロラクチン血症の成因と症状

生理的成因

妊娠・授乳
運動
ストレス
睡眠

病的成因

プロラクチノーマ
薬剤性
視床下部障害
原発性甲状腺機能低下症

高プロラクチン血症

症状（女性）

無月経
月経不順
不妊

症状（男性）

性欲低下
勃起障害
精子数減少

図2 | 高プロラクチン血症の成因と症状

激し、糖新生を促します。膵島 β 細胞に対してはインスリン分泌を刺激し、グルコキナーゼや糖輸送担体2（glucose transporter 2；GLUT2）を増加させ、糖代謝をすすめます。副腎皮質ではステロイドの産生を増加させ、とくに男性ホルモンであるデヒドロエピアンドロステロン（dehydroepiandrosterone；DHEA）やデヒドロエピアンドロステロンサルフェート（dehydroepiandrosterone-sulfate；DHEA-S）を増やします。さらに副腎髄質へも作用しカテコールアミンの産生を刺激します。

③ 脳・行動

出産後に子どもの世話をする母性本能は、妊娠後期にプロラクチンが上昇することによってひき起こされるといわれています。また、プロラクチンは食欲を増加させます。

④ 免疫

プロラクチンは脾臓や胸腺の重量を増やし、液性免疫、細胞性免疫、抗腫瘍効果を高めます。また、移植組織の拒絶反応や細菌感染に対する防御を高める作用もあります[1]。

3　プロラクチン分泌の増減による身体への影響

　妊娠女性では、妊娠週数の増加に伴いエストロゲンの作用により血液中のプロラクチン濃度が上昇します。正常値は 15ng/mL 以下ですが、妊娠後期には 200ng/mL、授乳期には 300ng/mL に達し、妊娠中に乳腺を張らせ、授乳期に乳汁を産生させます[2]。

　高プロラクチン血症とは、血液中のプロラクチン値が異常に上昇した病態であり、プロラクチン産生下垂体腺腫およびドーパミンの合成・分泌の障害、下垂体への搬送障害、下垂体での抑制作用の障害などによって起こります[3]。妊娠・授乳のほかに運動や食事、ストレス、睡眠でもプロラクチン濃度が上昇しますが、病的要因としてプロラクチノーマ、薬剤性、視床下部障害、原発性甲状腺機能低下症などがあります。

　その症状として、女性では無月経、月経不順、不妊、男性では性欲低下、勃起障害、精子数減少などがみられます（図2）[4]。また、さまざまな自己免疫疾患の合併症もみられ、長期になると骨粗鬆症も併発します。

　高プロラクチン血症の原因薬剤としてもっとも頻度が高いものは抗精神病薬です。これらの薬剤は基本的にドーパミン神経系を遮断することをおもな作用としており、下垂体からのプロラクチンの分泌を抑えているドーパミン神経も抑制するために高プロラクチン血症が起こります。しかし、プロラクチンを上げにくい薬剤も存在するため、治療には薬剤の変更やドーパミン作動薬の併用を行います[2]。

◆引用・参考文献
1）加園恵三ほか. プロラクチン. 日本臨牀. 61（増刊号6）, 2003, 156-62.
2）古郡規雄. 抗精神病薬と高プロラクチン血症. クリニックマガジン. 33（1）, 2006, 26-7.
3）肥塚直美. 高プロラクチン血症. 診断と治療. 100（7）, 2012, 1108-12.
4）甲斐由布子ほか. 高プロラクチン血症. 産科と婦人科. 82（増刊号）, 2015, 294-7.
5）大塚文男ほか. プロラクチンと卵巣機能. HORMONE FRONTIER IN GYNECOLOGY. 18（3）, 2011, 251-8.

■作間理恵子・川﨑英二

6 オキシトシン

1 オキシトシンの特徴

　脳下垂体後葉ホルモンの1つとして知られるオキシトシン（oxytocin；OXT）は、1906年にデールによって子宮の収縮を促進する物質として発見され、強い子宮の収縮作用があることから、「早い」を意味するoxyと、「出産」を意味するtocinを合わせてoxytocinと命名されました[1]。

　オキシトシンは9つのアミノ酸からなるペプチドホルモンであり、同じく脳下垂体後葉ホルモンであるバソプレシンとは2つのアミノ酸が異なっているだけで共通構造をもっています。オキシトシン、**バソプレシン**は進化的にも古いホルモンで、脊椎動物のみならず線虫にも存在することがあきらかにされています[2]。

　オキシトシンは視床下部にある神経細胞のなかでつくられたのち、神経線維を通って脳下垂体

オキシトシンの体内でのはたらき

- 子宮筋収縮作用
- 乳汁分泌促進作用
- 抗ストレス作用
- 摂食抑制作用
- 社会行動作用
- ・エネルギー消費増大
- ・抗炎症作用
- ・傷の治療促進
- ・骨再生　　など
- オキシトシン

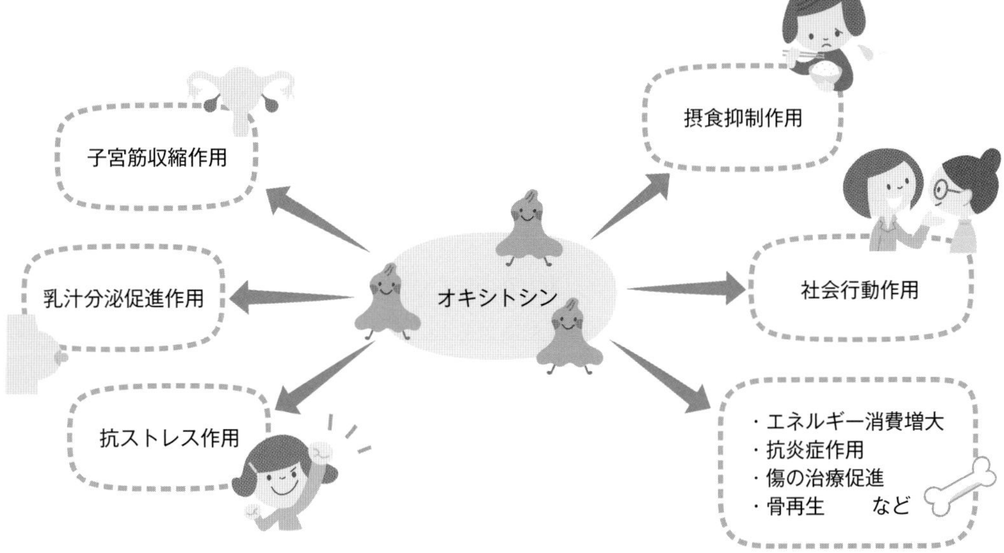

図1　オキシトシンの体内でのはたらき

後葉に貯蔵され、刺激に応じて血液中に分泌されたり、神経細胞から直接分泌されて、子宮、乳腺、卵巣、精巣、腎臓、心臓や大脳皮質、視床下部などにあるオキシトシン受容体にくっついて作用を発揮します。

オキシトシンの古典的作用といわれるものは**子宮筋収縮作用**と**乳汁分泌促進作用**ですが、オキシトシンは妊娠していない女性や男性でも産生されており、近年は**ストレス緩和物質**としての作用、**摂食抑制作用**なども有することがわかってきています。

2 オキシトシンの体内でのはたらき

① 子宮筋収縮作用

出産時期が近づくとオキシトシン分泌が急激に高まり、子宮筋を収縮させて児の娩出を促します。また、出産後の子宮が速やかに元の状態に戻ることの手助けもしています。

② 乳汁分泌促進作用

乳児の手による乳房への刺激と乳首を吸う刺激で母親のオキシトシン分泌が刺激され、乳汁分泌につながります[3]。

③ 抗ストレス作用

オキシトシンは、ストレスがかかったり、社会的刺激を受けると脳内のさまざまな部位に向かって放出されます。心理的なストレス要因に対応し、不安や恐怖といった情動を緩和し、体温上昇、血糖上昇、血圧上昇などのストレス反応を抑えます。

ホルモンの ミニ知識

オキシトシンの作用には性差がある？

オキシトシン-オキシトシン受容体系はエストロゲンによる調節を受ける一方で、オキシトシン系と逆のはたらきをもつバソプレシン-バソプレシン受容体系はテストステロンの影響を受けています。そのため、オキシトシンのはたらきに性差があっても不思議ではないと考えられています。実際の報告として、不安行動、エネルギー代謝のほか、情動的共感、ストレス負荷に対する反応などがあります[2]。

それ以外にもオキシトシンの作用機序にはまだ不明な点が多く、今後の研究報告を見守る必要がありそうです。

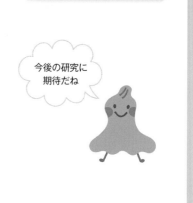
今後の研究に期待だね

オキシトシンとうつ

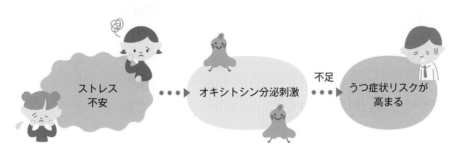

オキシトシンの分泌異常はうつの発症と関係する。

図2 | オキシトシンとうつ

4 摂食抑制作用

摂食亢進系を担う **NPY/AgRP ニューロン**（neuropeptide Y/agouti-related protein neuron）の活性化は、視床下部のオキシトシン産生細胞の活動を低下させて摂食を亢進させますが、オキシトシンを投与すると摂食を抑制することが報告されています。しかし、オキシトシンの摂取抑制の機構はまだ不明な点が多いとされています。

5 社会行動作用

他人の感情をより理解しやすくなり、仲間に対する信頼関係と絆を強める一方、外集団に対してはむしろ排斥を増強することが示されています[4]。

6 そのほか

エネルギー消費増大、抗炎症作用、傷の治癒促進、骨再生、筋再生、神経細胞保護作用、神経細胞の発達への影響などが報告されています（図1）[2]。

3 オキシトシン分泌の増減による身体への影響

日常的な人や仲間との交流や接触がオキシトシン分泌を増加させ、それによって心理的行動や日常活動を調整しています[5]。

ストレスや不安にさらされることでオキシトシンの分泌が高まるため、うつの誘因となるストレスや不安状態ではオキシトシン分泌は刺激され、逆にオキシトシンが不足するとうつになりやすくなると考えられています。つまり、オキシトシンの分泌異常はうつの発症と密接に関係して

いるのです（図2）。

　また、妊娠後半の産褥期の授乳によるオキシトシンの分泌不良がみられると、うつを発症するリスクが高まります[6]。

　近年、オキシトシン - オキシトシン受容体系の異常が、自閉症スペクトラム障害の病態にかかわっていることが示されています。オキシトシン受容体の遺伝子多型と自閉症スペクトラム障害の関連、一部の自閉症スペクトラム障害患者における血中のオキシトシン低下などが知られています。さらにオキシトシンを投与すると内側前頭前野の活動が増加し、自閉症スペクトラム障害患者の症状を緩和させることも報告されています[4]。

◆引用・参考文献
1）　松浦孝紀ほか. 下垂体後葉ホルモン・オキシトシンと疼痛ならびに炎症調節作用との関連. 産業医科大学雑誌. 38 (4), 2016, 325-34.
2）　尾仲達史. オキシトシン. HORMONE FRONTIER IN GYNECOLOGY. 22 (2), 2015, 131-9.
3）　高橋徳. オキシトシンの抗ストレス作用と消化管運動に及ぼす影響. 医学のあゆみ. 238 (10), 2011, 968-71.
4）　尾仲達史. ストレス・摂食・社会行動の相互作用：オキシトシンの働き. 心身医学. 54 (7), 2014, 643-56.
5）　高橋徳. オキシトシン. 臨床栄養. 128 (6), 2016, 759-65.
6）　武谷雄二. 脳におけるエストロゲンの見えざる作用：生殖行動を操るオキシトシン. HORMONE FRONTIER IN GYNECOLOGY. 23 (2), 2016, 176-80.

■作間理恵子・川﨑英二

7 アンドロゲン

1 アンドロゲンの特徴

アンドロゲンは、副腎と精巣でコレステロールから合成される**男性ホルモン**の総称で、**テストステロン**（testosterone）、**アンドロステンジオン**（androstenedione）、**ジヒドロテストステロン**（dihydrotestosterone；**DHT**）、**デヒドロエピアンドロステロン**（dehydroepiandrosterone；**DHEA**）などのステロイドホルモンがありますが、95％をテストステロンが占めています。また、テストステロンはそのほとんどが精巣で産生されますが、DHT と DHEA は副腎と精巣で産生さ

男性ホルモンの分泌

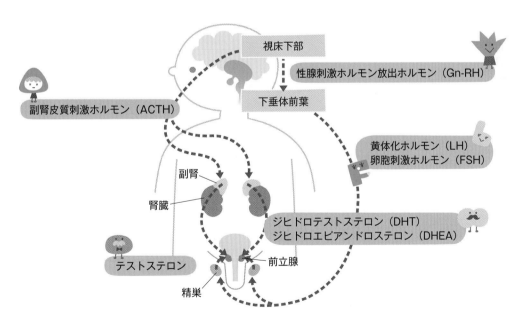

下垂体から黄体化ホルモン（LH）と卵胞刺激ホルモン（FSH）が分泌され、精巣のライディッヒ細胞に作用してテストステロンの分泌を促す。副腎皮質刺激ホルモン（ACTH）が副腎にはたらきかけることで副腎性アンドロゲン（DHT、DHEA）が分泌される。

図1 男性ホルモンの分泌

れます。このように副腎から分泌される男性ホルモンは**「副腎性アンドロゲン」**とも呼ばれています（図1）。ちなみにアンドロゲンの「アンドロ（andro）」は、ギリシャ語で男性を意味します。

　成人男性では血液中のテストステロンの95％が精巣のライディッヒ（Leydig）細胞から分泌されます。脳の視床下部から分泌される性腺刺激ホルモン放出ホルモン（gonadotropin releasing hormone；Gn-RH）が下垂体前葉にはたらきかけ、黄体化ホルモン（luteinizing hormone；LH）と卵胞刺激ホルモン（follicle stimulating hormone；FSH）を分泌させます。LHは精巣のライディッヒ細胞からテストステロンの分泌を促し、FSHはセルトリ細胞にはたらいて精子の形成を促します。一方、脳の視床下部から分泌される副腎皮質刺激ホルモン（adrenocorticotropic hormone；ACTH）が副腎にはたらきかけることで、副腎性アンドロゲンが分泌されます。

2　アンドロゲンの体内でのはたらき

　男性のライフサイクルにおけるテストステロンのピークは3回あると考えられています。最初のピークは胎生期の12～18週のあいだで起こり、陰茎・陰嚢などが形成され、第一次性徴が完成します。第2のピークは生後およそ2ヵ月で起こり、男性としての脳の機能的性分化に関係すると考えられています。この時期にテストステロンの曝露を受けることで脳の男性化が起こりま

ホルモンの ミニ知識

「ドーピング」がサルコペニアの治療になる！？

　アンドロゲンにはたんぱくの分解を抑制し、合成を促すたんぱく同化作用があります。このたんぱく同化作用を利用し、全身の骨格筋や骨を発達させることを目的としたものが、スポーツ選手における「ドーピング」です。ドーピングと聞くと悪いイメージをもってしまいますが、一方でアンドロゲンは高齢者で問題となるサルコペニアの治療法として効果が期待されています。高齢者におけるテストステロン補充療法が、骨格筋量を増加させると考えられています。また、1日30分程度の運動でもアンドロゲン濃度が増加すると報告されています[4]。超高齢社会のわが国において、高齢者の健康寿命を延ばすための"よい目的"として、アンドロゲンが活躍することに期待します！

サルコペニア治療に
期待されているんだ

ライフサイクルにおけるテストステロンの変動

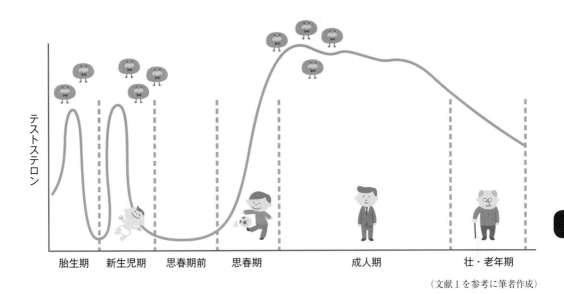

胎生期　新生児期　思春期前　思春期　　　　成人期　　　　　　壮・老年期

（文献1を参考に筆者作成）

図2　ライフサイクルにおけるテストステロンの変動

す。テストステロンは思春期になるとふたたび上昇をはじめ、20～30歳にかけて最大のピークに達します。思春期におけるテストステロンの上昇は第二次性徴をもたらし、陰嚢、精巣、精管、前立腺、陰茎などに作用して、内外生殖器の発育・機能に重要な役割を果たします。また、アンドロゲンにはたんぱく同化作用があり、全身の骨格筋や骨を発達させます（図2）[1]。

3　アンドロゲンの過不足

　70歳代になると、生理作用を有する遊離テストステロンの量は20～30歳の約50％まで減少するといわれています[2]。このような加齢に伴う男性ホルモンの減少は「男性更年期障害」と呼ばれ、性欲低下や勃起障害（ED）などの性機能障害、睡眠障害や抑うつ、記憶力低下などの精神心理症状、骨粗鬆症や筋力低下、発汗、ほてりなど、多彩な身体症状を示します。

　胎生期に精巣の発達が不十分だと正常な性分化が起こらず、アンドロゲン不応症（精巣性女性化症候群）などの性分化異常がひき起こされます。精巣性女性化症候群は、アンドロゲン受容体遺伝子の不活性型変異により起こり、性染色体は男性型ですが、体格や性器が女性型となる異常

です。日本では 13 万人に 1 人の頻度で発生しています[3]。また、原発性慢性副腎皮質機能低下症であるアジソン病は、副腎皮質から分泌される鉱質コルチコイド、糖質コルチコイド、アンドロゲンが欠乏するため、色素沈着はほぼ必発で、そのほかの副腎皮質ホルモン欠落症状として、易疲労感・脱力、女性患者におけるアンドロゲン欠乏による腋毛・恥毛の脱落が高率にみられます。また、食欲不振、低血圧、体重減少、低血糖などもみられます[5]。

◆引用・参考文献
1) 高田晋吾ほか. ライフステージと男性ホルモン. 医学のあゆみ. 219 (5), 2006, 327-32.
2) 岩本晃明ほか. 日本人成人男子の総テストステロン, 遊離テストステロンの基準値の設定. 日本泌尿器科学会雑誌. 95 (6), 2004, 751-60.
3) 井上達秀. 精巣性女性化症候群（アンドロゲン不応症）. 小児科診療. 79（増刊号）, 2016, 267.
4) 江頭正人. サルコペニアとアンドロゲン. 医学のあゆみ. 248 (9), 2014, 686-90.
5) 柴田敏朗ほか. アジソン症. 臨床栄養. 89 (4), 1996, 508-9.

■平山貴恵・川﨑英二

8 チモシン（サイモシン）

1 チモシンの特徴

チモシン（thymosin）は、胸腺（thymus）でみつかったホルモン様ペプチドで、**サイモシン**とも呼ばれます。胸腺は体内における免疫調節において非常に重要な役割を担っている臓器で、リンパ球の成熟を促す物質を放出していることが知られています。これらはチモシン、**チモポエチン**などと呼ばれています。

チモシンのおもなはたらき

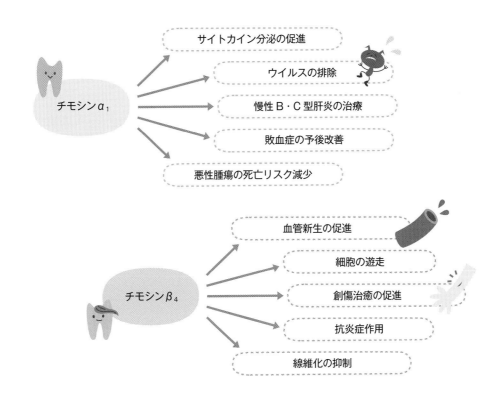

図 **チモシンのおもなはたらき**

チモシンの名称は、ギリシャ語の thymos（胸腺）と in（e）（化学物質）に由来しています。1966 年にゴールドスタインらはその物質をウシの胸腺から抽出することに成功し、抽出物（チモシン第 5 分画）に免疫機能改善作用があることを証明しました[1]。その後の研究により、ゴールドスタインらが抽出したチモシン第 5 分画には、40 を超える低分子量のペプチドが含まれていることがわかり、等電点により α-チモシン、β-チモシン、γ-チモシンの 3 グループに分類しました。そして、その後の研究により、現在までに、チモシン α_1、チモシン β_4、ポリペプチド β_1、プロチモシン α、パラチモシンなどのペプチドが同定されています[2, 3]。

2　チモシンの体内でのはたらき

　数多くあるチモシンのうち、**チモシン α_1** と**チモシン β_4** のはたらきについてエビデンスが積み重ねられているため、これら 2 つのはたらきについて解説します（図）。

1　チモシン α_1 のはたらき

　チモシン α_1 は、28 個のアミノ酸からなるポリペプチドで、インターフェロンやインターロイキンなどのサイトカイン分泌を促し、全身の免疫機能を増強するはたらきをもっています。また、臨床的にはワクチン増強剤として、慢性 B 型肝炎や慢性 C 型肝炎の治療を目的とした臨床研究が行われ、30 ヵ国以上で治療薬として承認されました[4]。その免疫調節機能を利用して、敗血症に対しても効果があるとされています。そのほか、悪性黒色腫、肝臓がん、悪性リンパ腫などへの効果も期待されています。

ホルモンの ミニ知識

チモシンとドーピング

　ドーピングとは、アスリートが競技力を高めるために薬物などを使用したり、それらの使用を隠したりする行為で、アンチ・ドーピング規程（世界アンチ・ドーピング規程）には、禁止薬物が定められています。ドーピングの禁止薬物といえば、「男性ホルモン」「筋肉増強剤」や「ステロイドホルモン」などがすぐに思い浮かびますが、風邪薬、抗アレルギー薬、高血圧・不整脈治療薬やインスリンなどの病院で処方される薬や市販薬に含まれる成分もあります。チモシン β_4 は、TB-500 という名称で市販されていますが、血管新生を促し、酸素循環をよくする作用があるとして、2018 年よりアンチ・ドーピング規程で禁止されています。

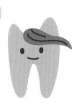

「TB-500」は中国などで注射薬として販売されているよ

④ チモシンβ4のはたらき

　β-チモシンは、これまでに15種類が同定されていますが、全体の70〜80%はチモシンβ4が占めています。チモシンβ4は、43個のアミノ酸からなるほぼ全身の組織に存在しているポリペプチドで、細胞内のアクチンフィラメントの構成単位である球状アクチン（G-アクチン）を結合・保持し、アクチンフィラメントがつくられるのを防ぐはたらきをもっています。その結果、チモシンβ4は、線維化を抑制するはたらきをもっていますが、そのほかにも、血管新生の促進、細胞の遊走、皮膚や角膜の創傷治癒促進、抗炎症作用、インスリン感受性の亢進など、多くのはたらきがあることがわかってきました[5, 6]。臨床的には、①褥瘡性潰瘍、②慢性静脈うっ血性潰瘍、③糖尿病性潰瘍に対する治療効果の検討については、すでにFDA（米国食品医薬品局）の認可を受けており、④眼球（角膜）の創傷治癒や、⑤心疾患、非アルコール性脂肪性肝疾患（nonalcoholic fatty liver disease；NAFLD）、敗血症性ショックの治療などへの応用も検討されています。

◆引用・参考文献
1) Goldstein, AL. et al. Preparation, assay, and partial purification of a thymic lymphocytopoietic factor (thymosin). Proc. Natl. Acad. Sci. U.S.A. 56 (3), 1966, 1010-7.
2) Huff, T. et al. beta-Thymosins, small acidic peptides with multiple functions. Int. J. Biochem. Cell Biol. 33(3), 2001, 205-20.
3) Hannappel, E. et al. The thymosins. Prothymosin alpha, parathymosin, and beta-thymosins : structure and function. Vitam. Horm. 66, 2003, 257-96.
4) Iino, S. et al. The efficacy and safety of thymosin alpha-1 in Japanese patients with chronic hepatitis B ; results from a randomized clinical trial. J. Viral. Hepat. 12 (3), 2005, 300-6.
5) Ballweber, E. et al. Polymerisation of chemically cross-linked actin : thymosin beta (4) complex to filamentous actin : alteration in helical parameters and visualisation of thymosin beta (4) binding on F-actin. J. Mol. Biol. 315 (4), 2002, 613-25.
6) Zhu, J. et al. Thymosin beta 4 ameliorates hyperglycemia and improves insulin resistance of KK Cg-Ay/J mouse. Diabetes. Res. Clin. Pract. 96 (1), 2012, 53-9.

■川﨑英二

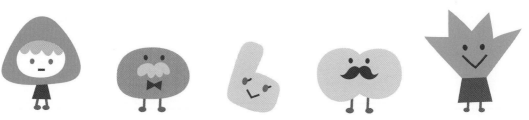

INDEX
索引

編者紹介

川﨑英二（かわさき・えいじ）

新古賀病院副院長・糖尿病センター長

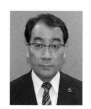

略歴

1987 年	長崎大学医学部卒業
	長崎大学医学部附属病院　第一内科入局
1994 年	長崎大学大学院医学研究科修了（医学博士）
	日本学術振興会　特別研究員
1995 年	Barbara Davis Center for Childhood Diabetes,
	University of Colorado Health Sciences Center 留学
2001 年	長崎大学医学部附属病院代謝疾患治療部助手
2002 年	長崎大学医学部附属病院代謝疾患治療部講師
2003 年	長崎大学病院生活習慣病予防診療部准教授
	長崎大学病院 NST 長
2014 年	長崎みなとメディカルセンター市民病院糖尿病・代謝内科診療部長 兼 研究開発センター長、
	長崎大学大学院医歯薬学総合研究科医療科学専攻　地域包括ケア学講座教授（兼任）
2015 年	新古賀病院副院長・糖尿病センター長

資格・学会活動など

日本内科学会 認定内科医、総合内科専門医、研修指導医

日本糖尿病学会 専門医、研修指導医

日本病態栄養学会 病態栄養専門医、指導医

福岡県筑後地区糖尿病療養指導士認定委員

メディカ出版『Nutrition Care』誌 編集顧問

本書は小社刊行の雑誌『Nutrition Care』9巻7号（2016年7号）～12巻2号（2019年2号）
連載「イラストで学ぶ 栄養にかかわるホルモンよくわかる講座」をまとめて加筆・修正し、
単行本化したものです。

栄養療法にすぐ活かせるイラストホルモン入門
ー内分泌のふしぎがみるみるわかる！

2020年1月20日発行　第1版第1刷

編　集　　川﨑 英二

発行者　　長谷川 素美

発行所　　株式会社メディカ出版
　　　　　　〒532-8588
　　　　　　大阪市淀川区宮原3-4-30
　　　　　　ニッセイ新大阪ビル16F
　　　　　　https://www.medica.co.jp/

編集担当　奥村弥一／西川雅子／川瀬真由

装幀・組版　稲田みゆき

イラスト　ニガキ恵子

印刷・製本　株式会社廣済堂

ISBN978-4-8404-7187-9
Printed and bound in Japan

当社出版物に関する各種お問い合わせ先（受付時間：平日9：00～17：00）
●編集内容については、編集局 06-6398-5048
●ご注文・不良品（乱丁・落丁）については、お客様センター 0120-276-591
●付属のCD-ROM、DVD、ダウンロードの動作不具合などについては、デジタル助っ人サービス 0120-276-592

ホルモンの作用 と フィードバック調節

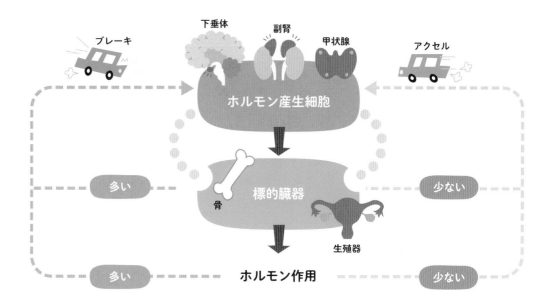

ブレーキ
下垂体　副腎　甲状腺
アクセル
ホルモン産生細胞
多い　少ない
骨　標的臓器
生殖器
多い　少ない
ホルモン作用

ホルモン と 栄養

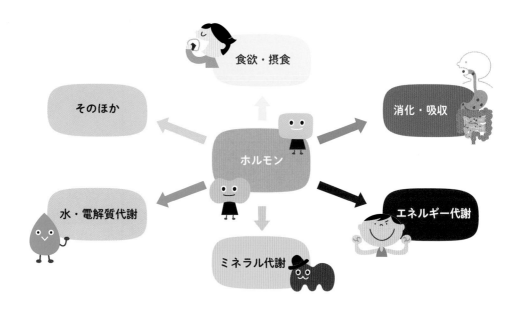

食欲・摂食
そのほか
消化・吸収
ホルモン
水・電解質代謝
エネルギー代謝
ミネラル代謝

レプチン （食欲・摂食）	グレリン （食欲・摂食）	モチリン （食欲・摂食）
●食欲抑制 ●エネルギー消費亢進	●食欲亢進 ●心血管系保護 ●胃酸分泌・胃排泄促進	●インスリン分泌促進 ●ペプシン分泌促進
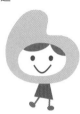		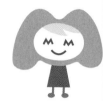
グルカゴン （エネルギー代謝）	GIP （エネルギー代謝）	GLP-1 （エネルギー代謝）
●血糖値を上昇させる ●糖新生を行う ●胃腸運動低下・腸管拡張	●インスリン分泌促進 ●脂肪蓄積 ●カルシウム蓄積 ●腸蠕動・胃酸分泌抑制	●インスリン分泌促進 ●グルカゴン分泌抑制 ●食欲抑制
	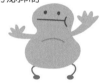	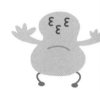
カルシトニン （ミネラル代謝）	パラソルモン （ミネラル代謝）	オステオカルシン （ミネラル代謝）
●カルシウム濃度調節	●破骨細胞活性 ●カルシウム濃度調節	●糖代謝調節 ●記憶・認知機能改善 ●肝機能向上
		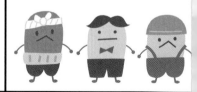

内分泌のふしぎがみるみるわかる！

栄養療法にすぐ活かせる

イラストホルモン入門

新古賀病院副院長・糖尿病センター長 川﨑英二 編